家庭医生 医学科普 系列丛书

老年痴呆

看名医

广东省医学会、《中国家庭医生》杂志社
组织编写

主　编：姚志彬　陆正齐
副主编：林洵彦　朱灿胜

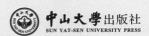
中山大学出版社
SUN YAT-SEN UNIVERSITY PRESS

·广州·

图书在版编目（CIP）数据

老年痴呆看名医 / 姚志彬，陆正齐主编；林洵彦，朱灿胜副主编 . —广州：中山大学出版社，2017.8

（家庭医生医学科普系列丛书）

ISBN 978-7-306-06104-1

Ⅰ. ①老…　Ⅱ. ①姚…②陆…③林…④朱…　Ⅲ. ①阿尔茨海默病—防治　Ⅳ. ① R749.1

中国版本图书馆 CIP 数据核字（2017）第 169279 号

LAONIANCHIDAI KAN MINGYI

出 版 人：徐　劲
责任编辑：鲁佳慧
封面摄影：肖艳辉
封面设计：陈　媛
装帧设计：陈　媛
责任校对：谢贞静
出版发行：中山大学出版社
电　　话：编辑部 020 - 84110283，84111996，84111997，84113349
　　　　　发行部 020 - 84111998，84111981，84111160
地　　址：广州市新港西路 135 号
邮　　编：510275　　传真：020 - 84036565
网　　址：http://www.zsup.com.cn　　E-mail: zdcbs@mail.sysu.edu.cn
印 刷 者：佛山市浩文彩色印刷有限公司
规　　格：889mm×1194mm　1/24　7.5 印张　150 千字
版次印次：2017 年 8 月第 1 版　　2017 年 8 月第 1 次印刷
定　　价：28.00 元

家庭医生医学科普系列丛书编委会

主任：

姚志彬

编委（按姓氏笔画排序）：

马　骏	王省良	王深明	邓伟民	田军章	兰　平	朱　宏
朱家勇	伍　卫	庄　建	刘　坚	刘世明	苏焕群	李文源
李国营	吴书林	何建行	余艳红	邹　旭	汪建平	沈慧勇
宋儒亮	张国君	陈　德	陈规划	陈旻湖	陈荣昌	陈敏生
罗乐宣	金大地	郑衍平	赵　斌	侯金林	夏慧敏	黄　力
曹　杰	梁长虹	曾其毅	曾益新	谢灿茂	管向东	

序

姚志彬 | 广东省政协副主席
广东省医学会会长

健康是人生的最根本大事。

没有健康就没有小康，健康中国，已经成为国家战略。

2015 年李克强总理的政府工作报告和党的十八届五中全会都对健康中国建设进行了部署和强调。

随着近年工业化、城镇化和人口老龄化进程加快，健康成为人们最关注的问题之一，而慢性病成为人民健康的头号"公敌"，越来越多的人受其困扰。

国家卫生和计划生育委员会披露：目前中国已确诊的慢性病患者近 3 亿人。这就意味着，在拥有超过 13 亿人口的中国，几乎家家有慢性病患者。如此庞大的群体，如此难题，是医疗机构不能承受之重。

慢性病，一般起病隐匿，积累成疾，一旦罹患，病情迁延不愈。应对慢性病，除求医问药外，更需要患者从日常膳食、运动方式入手，坚持规范治疗、自我监测、身心调理。这在客观上需要患者及其家属、需要全社会更多地了解慢性病，掌握相关知识，树立科学态度，配合医生治疗，自救与他救相结合。

然而，真实的情况并不乐观。2013 年中国居民健康素养调查结果显示，我国居民的健康素养总体水平远低于发达国家，尤其缺乏慢性病的防治知识。因此，加强慢性病防治知识的普及工作，刻不容缓。

与此同时，随着互联网、微信、微博等传播方式的增加，健康舆论市场沸沸扬扬、泥沙俱下，充斥着大量似是而非的医学信息，伪科普、伪养生大行其道。人们亟待科学的声音，拨乱反正，澄讹传之误，解健康之惑，祛疾患之忧。

因此，家庭医生医学科普系列丛书应时而出。

该丛书由广东省医学会与《中国家庭医生》杂志社组织编写。内容涵盖人们普遍关注的诸多慢性病病种，一病一册，图文并茂，通俗易懂，有的放矢，未病先防，已病防变，愈后防复发。

本系列丛书，每一册的主编皆为岭南名医，都是在其各自领域临床一线专研精深、经验丰富的知名教授。他们中，有中华医学会专科分会主任委员，有国家重点学科学术带头人，有中央保健专家。名医讲病，倾其多年经验，诊治心要尤为难得，读其书如同延请名医得其指点。名医一号难求，该丛书的编写，补此缺憾，以惠及更多病患。

广东省医学会汇集了一大批知名专家教授。《中国家庭医生》杂志社在医学科普领域成就斐然，月发行量连续30年过百万册，在全国健康类媒体中首屈一指，获得包括国家期刊奖、新中国60年有影响力的期刊奖、中国出版政府奖等众多国家级大奖。

名医名刊联手，致力于大众健康事业，幸甚！

2016年4月

前　言

陆正齐 | 中山大学附属第三医院神经内科主任，教授，
　　　　博士研究生导师
　　　　广东省医学会神经病学分会候任主任委员

老年性痴呆（阿尔茨海默病，简称 AD）是一种进行性的大脑退化性疾病，表现为认知功能障碍和行为损害，是仅次于脑卒中、心血管疾病、癌症的人类健康第四大杀手。

据统计，我国目前有 1000 万的老年性痴呆患者；预测至 2050 年，我国老年性痴呆患者接近 3000 万。因此，我国已成为世界上该病患者人数最多、增长最快的地区。

尽管目前对该病病因尚未完全清楚，但家族性、早发性 AD 患者相关的基因已经揭晓；与散发性和迟发型 AD 的发生密切相关的基因也被陆续发现，疾病的真相正被一步步揭开。

在治疗上，目前我们虽尚未有治愈该病的方法，但近年来 AD 的治疗也获得了长足进步。除了传统的胆碱酯酶抑制剂、谷氨酸受体拮抗剂外，对于轻中度 AD 患者，针对 β 淀粉样蛋白、TAU 蛋白的单克隆抗体，在国际多中心临床试验中，获得明显的临床疗效，我们拭目以待其在临床中得以应用。

当然，晚期 AD 患者及他们的家庭仍然在煎熬中，因此早期发现及预防更有价值。

目前,我们也已经认识到,教育程度低、脑血管病的危险因子(如高血压、高同型半胱氨酸血症、糖尿病、肥胖、吸烟、不运动等)是AD的诱发因素;房颤、心功能不全也可能诱发AD的发生。

这些正好给了我们预防疾病的思路——调整生活方式,预防控制好这些疾病,就能预防、延缓AD的发生。本书因此用了一定的版面,介绍如何通过确实可行的生活方式调整,维护我们大脑的健康状态。

家有老年性痴呆患者,对本人及其家庭成员的生活都无可避免带来负担,本书也用了较大篇幅的图文,针对中晚期患者面临的衣食住行各种难题,提供一些日常照顾的思路和方法,希望广大患者及其家属能从中有所获益。

鉴于时间和写作水平有限,本书中难免存在不足,请广大读者予以指正。

2017年7月

CONTENTS

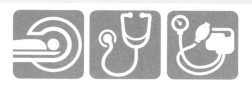

目录 CONTENTS

目录 CONTENTS

目录 CONTENTS

自测题

1. 引起老年人痴呆的最重要原因是( )。

A 脑血管疾病

B 阿尔茨海默病

C 年纪大

D 年轻时脑外伤

2. 下列哪一项不是诱发老年痴呆症的危险因素? ( )

A 年龄

B 高血脂、高血糖、高血压

C 用脑多

D 受教育程度低

3. 老年痴呆症早期最突出的表现是( )。

A 记忆力下降,以前的事都忘记了

B 性格变得很奇怪

C 智力下降

D 记忆力下降,刚刚做过的事就忘了

4. 罹患老年痴呆症的老人,在生活中最好不要( )。

A 多进行户外活动

B 多与人交往

C 多看电视

D 做些家务

5. 下面这些食物,哪一项于老年痴呆症病情不利?（ ）

A 甜食

B 深海鱼

C 粗杂粮

D 茶

6. 家里有老年痴呆症患者,他的房间最好不要放什么东西?（ ）

A 老照片

B 老家具

C 镜子

D 以上都不合适

7. 发现老人有奇怪的忘事表现,可以先去( )就诊。

A 老年病科

B 记忆门诊

C 神经内科

D 以上都可以

8. 下列关于老年痴呆症治疗的说法哪项是对的?（ ）

A 没得治

B 只要坚持治疗,可以治好的

C 早治疗能有效延缓病情进展,恢复部分功能

D 吃药没用的,只能靠训练

答案：BCDC ACDC

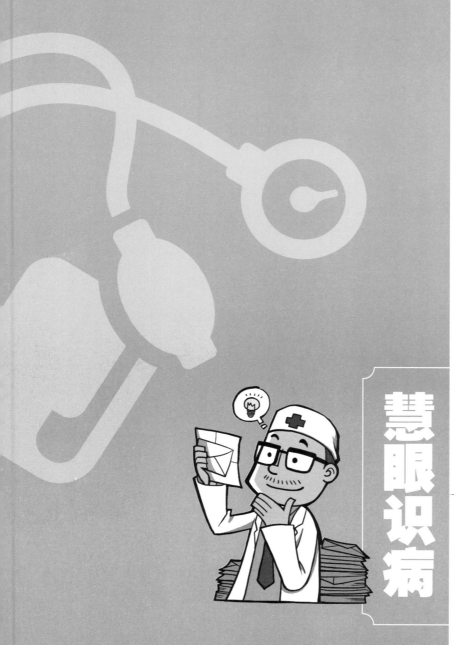

慧眼识病

基础篇

PART 1 ▶
是老了,还是病了

这8种情况，看看有没有

1. 辨不清方向,出门容易迷路(判断力下降)。
2. 不喜欢出去,总是闷在家里,呆坐看电视(缺乏兴趣)。
3. 一个问题总是问很多遍(重复)。
4. 简单的生活电器竟然不会用了(学习能力下降)。
5. 不知道现在是哪年哪月哪日。
6. 不会交水电费(不会处理个人账务)。
7. 明明和朋友约好的聚会时间,忘记了。
8. 自己放的东西经常找不着。

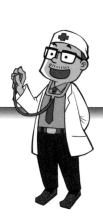

如果上述这 8 个问题,你的回答中没有或只有 1 个"是":

那么,祝贺你,大脑暂时还没有出现明显的衰老或病态表现,你可以暂时跳过本章节内容,直接翻到本书第四章,了解一下继续保持大脑年轻状态的生活方式。

如果上述 8 个问题,你的回答中有 2 个甚至更多个"是":

那么请你继续仔细阅读本章节的内容,看看大脑可能正在经历着怎样的变化,同时建议去医院的"记忆门诊",请医生做一个更详细的体检。

就这么问问就能判断大脑以及记忆是否有问题?

事情的确远非这么简单;然而这些问题的确反映了我们大脑认知领域的诸多功能有所损害,如记忆力、判断力、学习能力、思考能力、处理问题能力等(事实上,这些问题的选择正是从一个叫 AD-8 的极早期认知障碍自查表中提炼而来,2015 年版的《中国记忆门诊标准规程操作指南》也以此作为自查参考)。

其实,任何一件简单事情的完成,我们的大脑内部都在进行一系列复杂精细的调控,其中某一个细微环节出了问题,就可能出现连早上吃过什么都想不起来的情况。

忘事儿是老了还是痴呆

很多事记不住，东西一放下，就忘记在哪了；说好要买的东西，到了菜市场却忘了……

健忘还是障碍？

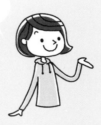

阿姨，你好！

你是谁？

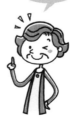

我是小丽啊，上次来过，在你们家打牌。

哦，想起来了！

正常老人提示可想起

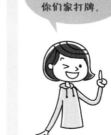

我是小丽啊，上次来过，在你们家打牌。

你是谁？是谁？？

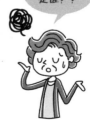

AD患者提示也没用

正常人到了一定年纪,会有记忆力下降的表现,如果我们以此就认为,这是要得老年痴呆了,你肯定觉得危言耸听。

不过,老年痴呆症的一个重要且早期最容易出现的表现,就是记忆差。

容易忘事是年纪大了还是有病

这里涉及我们记忆的形成、存储和提取问题。

人体大脑有着精密的分区,其中,一个叫作海马的区域(大脑的功能分区),负责掌控我们的记忆。我们的日常经历由此处传输并留下痕迹,需要的时候,这个经历会被提取并再现出来。

衰老和疾病都会让大脑出现功能下降,包括上述这个部位。

但两者的影响并不一样。

自然衰老导致的健忘,主要表现为记忆提取功能减退,就是说,记忆还是储存在大脑里的,但提取不出来,这时提供一点线索,储存的记忆就可以提取出来。

如果是包括本书重点讲述的阿尔茨海默病(Alzheimer disease, AD,老年痴呆症)在内的认知障碍疾病,则会让记忆的形成和提取两方面均存在突出问题。所以,即使提供记忆线索,也没有记忆可提取,因为新的记忆几乎完全没有形成。患者的世界里,慢慢只剩下那些陈旧的记忆,直至最后一片空白。

譬如,同样是忘记昨天吃什么的问题。一般健忘老人,略加提醒,立刻就能想起来了,但 AD 老人则提醒了也没有用,甚至完全忘记了昨天有"吃"这个事情。

所以,发现老人记忆力不好,辨别是老了还是有痴呆的倾向,很重要的一点是:**是部分忘了还是全忘,经提醒能不能想起**。

几十年前的事还记得，怎么会是痴呆？

一些人听说自己家的老人居然患了老年痴呆时，觉得难以接受，因为老人看上去并不痴傻，说起陈芝麻烂谷子的事、翻起旧账更是一清二楚，不像"痴呆"了。

然而"近事记不住，往事挺清晰"正是老年痴呆早期记忆下降的另一个特点。由于大脑中负责记忆的海马区受损，就像衣钩，原先的衣服还在，但再也挂不了后来的衣服，一挂就掉。但到了疾病中晚期，早先的记忆也会越来越少。

老年痴呆症是一种病，随着病情进展，还会或多或少伴随其他方面的异常表现，如性格异常、语言能力下降、生活能力下降等（见下表）。而如果仅仅是年老健忘，并不会有这些异常表现。

	阿尔茨海默病（老年痴呆）	正常健忘
忘记的事	最近发生的事	明显
忘事的程度	完全忘记	部分忘记
提醒	不能忆起	可以忆起
生活自理能力	逐渐下降	能
交流能力	越来越差	能
精神、行为及人格改变	有幻觉、妄想、人格改变、行为异常	无异常
日期认知	混淆日期甚至季节	忘记具体日期，但思考后能想起
环境位置认知	不知身在何处	清晰

导致痴呆的**常见疾病**

　　前面我们谈到,老人家记忆下降,又伴有其他一些异常表现,高度怀疑是得了老年痴呆。但老年人记忆下降,认知出现了问题,并不就一定是患了老年痴呆,还有其他可能。

　　这里,我们要明确几个概念:痴呆、老年痴呆、老年期痴呆、阿尔茨海默病,以及它们之间的关系,这也是我们全面认识这些疾病的开始。

小 知 识

认知障碍

　　认知是机体认识和获取知识的智能加工过程,涉及学习、记忆、语言、思维、精神、情感等一系列随意、心理和社会行为。认知的基础是大脑皮层的正常功能,是大脑皮层复杂高级功能的反映。任何直接或间接导致大脑皮层结构和功能慢性损伤的因素均可通过不同机制引起认知障碍。

痴呆

　　痴呆是脑功能障碍致获得、持续性智能损害,并在记忆、认知(概括、计算、判断等)、语言、视空间功能和人格5项心理活动中,有记忆和认知功能障碍和另外3项中的1项受损,且足以影响其社会、生活活动功能者。

痴呆与阿尔茨海默病之间的关系，就像发烧和感冒

我们都知道，发烧并不是一种疾病，只是许多疾病的突出表现。比如，感冒有时会有发烧的表现，另外感染、应激、血液病等也会导致发烧。

同样，**痴呆**是一组涵盖了记忆、语言和行为障碍并导致日常生活功能受损的临床综合征，而不是一种疾病。

引起痴呆的主要原因：

一是大脑本身有问题，如脑血管疾病、先天性大脑发育不良、外伤、脑部肿瘤、阿尔茨海默病等。

二是全身性的疾病对大脑造成影响，如甲状腺功能减退、全身感染、中毒、维生素 B_{12} 营养缺乏等。

老年期痴呆特指 60 岁及以上老年人群中发生的各种痴呆的总称，同样也可能是上述任何一个原因引起的。

其中，阿尔茨海默病（即我们说的老年痴呆，一些国家和地区称之为失智症、认知症）是其中最常见的一个原因。

脑血管损害（如中风）导致的痴呆，在老年人中也有相当的比例。

还有一部分则是阿尔茨海默和脑血管疾病共同导致的混合性痴呆。

同时，也有一些其他不常见的脑部疾病，如以行为改变、语言能力下降为主要表现的额颞叶痴呆，还有幻觉问题比较严重的路易体痴呆等。

还有一些老年人因为外伤或全身性疾病，如一氧化碳中毒、神经梅毒、甲状腺功能减退、高钙血症、维生素 B_{12} 缺乏、严重抑郁症等，出现痴呆表现。所以，这也是带老人去看病时，医生有时需要开许多血液检查单的原因，这些问题如果及时确诊并处理，症状是可以恢复正常的。

老年期引起痴呆的主要疾病如下图。

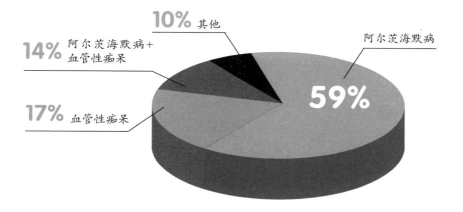

本书讲述的重点便是阿尔茨海默病,即俗称的老年痴呆症,这是老年期最常见的认知障碍性疾病。

是老了，还是病了

数字：
地球老了，
痴呆多了

在美国，政府投入巨额经费研究的疾病中，居第一位的，是艾滋病。

居第二位的不是高发的中风、高血压、糖尿病，而是阿尔茨海默病（AD）症。

全球阿尔茨海默病患者人数

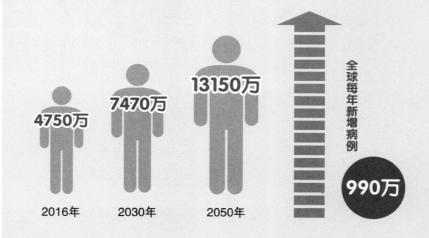

4750万
2016年

7470万
2030年

13150万
2050年

全球每年新增病例

990万

全球每 **4秒钟** 就有1个人被确诊为阿尔茨海默病。

4 秒 1 个，患病老人如此之多

据世界卫生组织统计，2016 年全球约有 4750 万人患有痴呆症，每年新增病例多达 770 万例，至 2050 年这一人数将达到 1.315 亿。

全球每 4 秒钟就有一个人被确诊为阿尔茨海默病（每 4 个人中就有 1 个中国人）。

我国 AD 人数全球第一

随着我国老龄化到来，庞大基数的老人让危机更加一触即发。据统计，我国有 **1000 万** 的阿尔茨海默患者口，位居世界第一。据预测，2050 年我国老年性痴呆患者将接近 3000 万人，超过所有发达国家患者之和，成为世界上 AD 患者人口最多、增长速度最快的地区。

七成以上 AD 患者没有诊断，更没有治疗

国际阿尔茨海默协会数字显示，痴呆患者中，七成以上患者没有获得诊断，治疗的人就更少。我国轻度的阿尔茨海默病患者的就诊率仅 14%。

生命第四杀手

虽然这是一个缓慢进展的疾病，但它也严重威胁了生命。

"每年大约有 50 万人因为患有阿尔茨海默病而死去，平均 3 个老年人中有 1 个带着阿尔茨海默病或其他类型痴呆死去，阿尔茨海默病被称为人类疾病"第四大杀手"，仅次于心血管病、癌症和脑卒中。

——《2015 年世界阿尔茨海默病报告》

花掉全球 GDP 的 1%

目前，全球用于痴呆的费用超过 8180 亿美元，相当于全世界国内

生产总值（GDP）的 1%，而预测 2018 年这一数字将达 10000 亿美元。这是一个超过苹果、谷歌及艾克森石油公司的市值总和的数字。

我国 AD 老人每年花掉 13.2 万，不到三成就诊

北京宣武医院神经科贾建平教授在 2016 年美国阿尔兹海默病协会国际会议上的报告显示：我国 AD 患者人均年花费高达 13.2 万元。这些巨额费用除了治疗本身，更多的花在长期的护理上。而承担不了雇佣护理人员的家庭，家庭成员就必须放弃工作来承担照顾工作。

国际阿尔茨海默协会数字显示，痴呆患者中多达四分之三的患者未经诊断。

年龄每长 5 岁，患病率增长 1 倍

在 65 岁及以上年龄段的人群中，AD 患病率为 5%；而到了 85 岁，患病率增加到 25%；95 岁以上的老人中患病率高达 60%。

PART 2 ▶
100 个 AD 老人有 100 种表现

忘事仅仅**是个开始**

前文我们说过,罹患 AD,忘事仅仅是个开始。

随着病情进展,100 个 AD 老人,可能有 100 种让人无奈或难以理解的表现。

做了大半辈子的家庭主妇变得不会做饭,博学的老教授如今和孙子抢零食,活泼开朗的人变得郁郁寡欢,谦和有礼的人如今出现躁狂暴力……

这些不同表现既有不同老人的个体差异,也与病情发展的阶段有关。我们如何理解这些表现背后的联系呢?

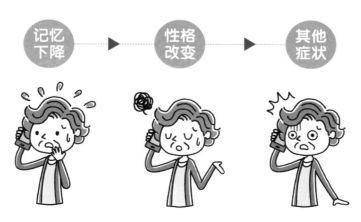

记忆下降 ▶ 性格改变 ▶ 其他症状

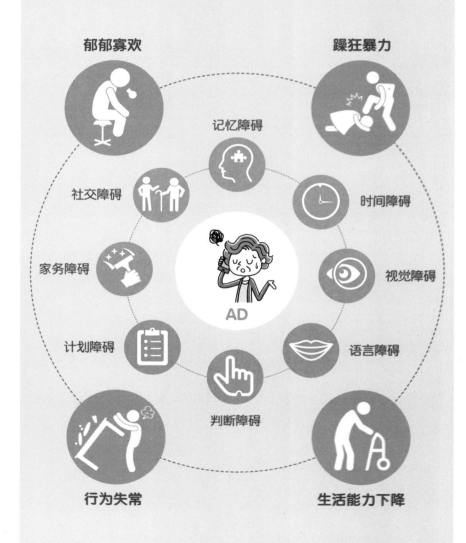

AD 的表现多种多样

郁郁寡欢

躁狂暴力

记忆障碍

社交障碍

时间障碍

家务障碍

视觉障碍

计划障碍

语言障碍

AD

判断障碍

行为失常

生活能力下降

基础篇 慧眼识病

100 个 AD 老人有 100 种表现

一个病影响
A、B、C
3领域

为了方便理解,我们把这些表现总结成A、B、C这三类问题:

A:日常生活能力(ADL)

B:精神行为(bhaviour)

C:认知功能(cognition)

家务、打电话、吃饭、穿衣、个人卫生……

日常生活(ADL)

行为(bhaviour)

多疑、攻击、暴力……

认知(cognition)

时间、空间、语言……

　　日常生活能力降低:由于记忆降低、定向障碍导致基本生活能力(吃、穿、行、个人卫生、大小便)和应用基本生活工具的能力(洗衣、做饭、花钱、使用电话)降低或丧失。

　　精神行为异常:包括妄想、幻觉、焦虑、激越、侵扰等。

　　指认知功能障碍:包括记忆力减退、定向障碍(时间、地点、人物)、语言障碍、计算力下降等。

一个病经历
7阶段

AD 的异常表现并非一窝蜂地表现出来,而是在漫长的时间里,慢慢呈现。

那么,在这些表现背后,大脑里到底发生了什么样的变化呢?

AD的发展

第 1 阶段 功能正常

第 2 阶段 极轻度认知功能下降

第 3 阶段 轻度认知功能下降

第 4 阶段 中度认知功能下降

第 5 阶段 中重度认知功能下降

第 6 阶段 重度认知功能下降

第 7 阶段 极重度认知功能下降

三至五年

三至五年

第1阶段：无损伤期（功能正常）

没有出现记忆问题，并且在医患沟通过程中，即使是医疗保健专业人员也看不出异常症状。

一般检查也没有异常，但个别神经细胞可能有异常。

第2阶段：极轻微的认知功能下降

特点：主观感觉到记忆力下降，尤其是有时想不起熟悉的词语或名字，或者钥匙、眼镜或其他日常物品的位置。但身边的朋友、家人并没有感觉到，进行医学检查过程也不明显。这一阶段也称为主观知功能障碍（SCI），是介于正常老龄化与轻度认知功能损害（MCI）之间的阶段，"更早发现"的理念，使得这个阶段成为研究的热点。

★这些表现可能是衰老健忘，也可能是 AD 的最早期征兆。

第3阶段：轻微认知能力衰退 MCI

特点：朋友、家人或同事开始注意到他们有记忆或注意力的问题，这些问题在一些针对轻度认知障碍的测试如 MoCA 量表，或者详细的医患沟通中，可以加以辨识。

具体表现：

（1）家人或关系密切的朋友发现他们有忘词或忘记名字的问题。

（2）在介绍给初次见面的人时，记住对方姓名感到吃力。

（3）家人或朋友能注意到他们在社交或工作环境中偶尔会发生一些问题。

（4）阅读一篇文章后很难记住其中的内容。

（5）将贵重的物品丢失或放错位置。

（6）需要计划或组织的事情变得很难，没有条理。

★具有这些表现的部分人可能是早期 AD，也可能是别的因素导致的认知能力下降。

第 4 阶段：中度认知能力衰退

具体表现：

（1）最近发生的事没有印象。

（2）难以进行较复杂的心算：例如从 100 开始每隔 7 个数目进行倒数（100、93、86……）。

（3）执行复杂工作能力下降，例如行销，宴请计划、支付账单。

（4）管理财务等有困难。

（5）对个人往事的记忆力下降。

（6）性格开始变得消极被动，沉默寡言和孤僻，尤其是在社交场合显得胆怯。

　　★轻微或早期阿尔茨海默病

第 5 阶段：稍严重的认知能力衰退

特点：记忆力出现较大幅度减退，认知功能下降。日常活动也需要一些协助。

具体表现：

（1）记不起目前的地址、电话号码，或者他们毕业的大学或中学名称。

（2）分不清他们所在的位置，或者日期、星期几或季节。

（3 难度不大的心算也很吃力，例如从 40 开始每隔 4 个数进行倒数。

（4）在选择适合季节或场合的衣服时有困难。

（5）大体上了解自己，知道自己的姓名及他们配偶或子女的姓名。

（6）吃饭或上厕所时通常需要协助。

　　★中度或中期阿尔茨海默病

第 6 阶段：严重认知能力衰退

特点：记忆力不断下降，可能出现重大个性变化，进行习惯的日常活动时需要大量协助。

具体表现：

（1）最近的经历和活动，以及周围的情况几乎都想不起。

（2）一般可回想起自己的姓名，但不能完全回忆起他们的个人往事。

（3）偶尔会忘记配偶或主要照顾者的姓名，但一般能够辨别熟悉和不熟悉的面孔。

（4）需要协助才能正确穿衣服，在无监督的情况下，可能会犯错误，如内衣外穿、穿错鞋。

（5）他们的睡眠/觉醒周期变得不规律。

（6）上厕所的细节需要协助，如冲马桶，无法正确地擦拭和丢弃卫生纸。

（7）大小便失禁的情况增加。

（8）出现重大个性变化和行为症状，如多疑和错觉、幻觉；出现强迫重复行为，如撕卫生纸。

（9）往往会走失和迷路。

★稍严重或中期阿尔茨海默病

第7阶段：极严重的认知能力衰退

特点：疾病的最后阶段，对环境已经丧失回应，说话行动都有困难。

具体表现：

（1）只会说简单或无意义的单词或片语。

（2）大小便失禁，吃饭如厕等生活完全需要别人照顾。

（3）可能失去微笑。

（4）肌肉和反射都变得异常，走路甚至坐着都不够力量支撑。

（5）吞咽能力下降。

★严重或晚期阿尔茨海默病

PART 3 ▶
寻找大脑中的橡皮擦

从解剖结构看：**出现萎缩**

从记忆不好、忘事,到不知时间、不知地点,再到性格改变,最后生活无法自理,种种异常表现背后,大脑到底发生了什么变化呢?

这个寻找病因的过程,从 1907 年这个病被命名至今,经历了 100 多年,有许多假说被提出来,认识不断深入,但遗憾的是,至今也并未获得对其全貌的认识。

下面,我们像剥洋葱一样,从宏观到微观来看看,AD 患者的大脑,到底经历了什么,留下了什么。

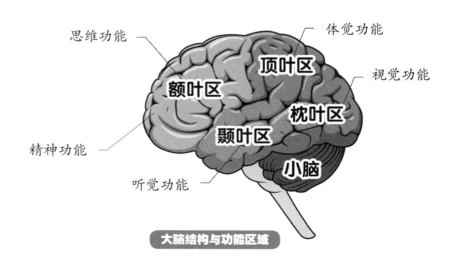

思维功能　　体觉功能

顶叶区

额叶区　　视觉功能

枕叶区

颞叶区

精神功能　　小脑

听觉功能

大脑结构与功能区域

对那些确诊罹患 AD 的老人，去世后进行大脑解剖发现，与正常饱满的大脑组织相比，他们的脑部呈现弥散性萎缩，像干枯了一般。特别是海马回、额叶、颞叶及顶叶萎缩得更厉害（这些区域正是与记忆、认知等能力密切相关）。同时，脑部沟裂增宽，脑重量比正常降低 20%，脑室增大。

患者如果进行脑部影像学检查，通常可以得到脑回变浅、脑室增宽等检查描述，以及"脑萎缩"的报告。

正常的大脑

脑室

基底神经节

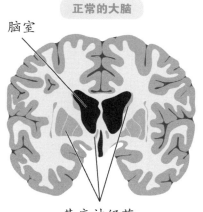

萎缩的大脑

脑室增宽

脑神经组织和基底
神经节萎缩

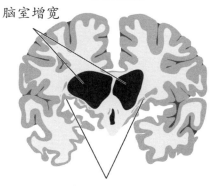

萎缩的脑组织

借助显微设备：看到斑块和缠结

　　在显微设备下,可以看到 AD 患者大脑里的神经细胞之间,出现一些斑块,即我们经常听到的"大脑里的老年斑",这些斑块的主要成分是一种叫作 β 淀粉样蛋白的物质(简称 Aβ),还有一些变性的神经纤维。这些斑块的存在,使得神经细胞发生炎症反应、缺氧,最终致其损伤、甚至死亡。

　　而在神经元内,则可以看到一些像一团团乱毛线的东西,它们被称为神经纤维缠结。

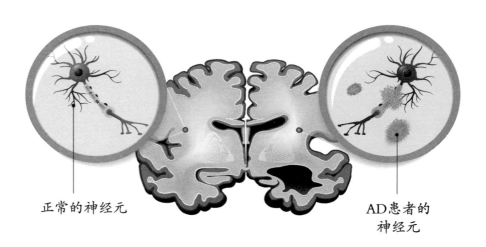

正常的神经元

AD患者的神经元

AD患者的神经元病变

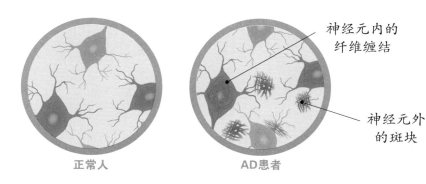

神经元内的
纤维缠结

神经元外
的斑块

正常人　　　　　AD患者

显微镜下的神经元

　　这些"斑块"和"缠结",是怎样让大脑逐渐崩溃的?

　　一方面,细胞外的斑块让神经细胞缺氧,然后慢慢死亡;纤维缠结也有相似的作用。另一方面,原本神经细胞之间无时无刻不在互相传递信息,而这些病理改变使得这种传递发生障碍。

　　当然,神经细胞的死亡并不是瞬间发生的,而是一个长期的过程。一开始,死亡和缺氧零星发生,基于我们大脑本身有数量庞大的神经细胞数量,因此,并不会出现痴呆的表现(这是最好的治疗时机)。

　　随着这些斑块、纤维的堆积,死亡的细胞越来越多,脑组织萎缩愈发明显,症状开始有所体现。

　　在整个大脑中,掌管记忆部分的海马体组织通常最早也最容易被破坏,因此,最先表现出来的就是记忆功能受损。

　　后期,随着这些病理变化不断蔓延到大脑其他功能区时,其他认知、感觉、语言等功能障碍也逐渐显示出来。

　　当然,这些并不是 AD 患者大脑改变的全部,只是目前的研究认为,这是最重要的改变。

更加微观的世界：问问基因

寻找大脑中的橡皮擦

前文所说的"斑块"和"纤维缠结"处的蛋白，严格说，其实并非AD患者特有，在普通人大脑中也是存在的，只不过正常人存在自我清除、代谢的能力，可维持在没有破坏性的浓度，而AD患者则不断地产生、沉积。

是什么原因导致毒蛋白的沉积呢？

这是分子水平上的改变，而这种改变的源头，直指基因。

第一， β 淀粉样蛋白来自淀粉样蛋白前体蛋白(APP)，而导致这个蛋白生成多、分解少的原因，与(PSEN1) 或 (PSEN2)基因相关。

第二，与细胞内纤维缠结相关的则是另一蛋白，称为 Tau 蛋白。

Tau 蛋白本来是大脑的重要物质，它有稳定脑细胞、确保其获得所需营养物质的重要功能。然而在 AD 患者的脑中，Tau 蛋白因为某种酶的因素，致使它自己误折叠扭曲缠结成细丝状，阻止脑细胞获得营养供应，最终导致细胞死亡。而且，它可以在脑内播散，使 AD 不断恶化。

在 AD 被写进科学论文并被命名的这 100 多年里，脑科学研究人员以及神经科医生对 AD 大脑的探索从未停止，越来越微观。但目前对此病的认识仍然有限，更多的真相，我们拭目以待。

携带相关基因 ≠ 患老年痴呆

　　阿尔茨海默病存在基因水平的改变,也有一定的家族遗传性,但并不是家人中有 AD 患者,下一代也一定会患病;也不是携带相关基因,就一定会患病。

　　整体上,在阿尔茨海默病患者中,约 95% 左右是散发性的,也就是非家族遗传性的,而目前发现的与散发性 AD 发病相关的高危风险基因之一是 APOE ε 4。携带这个基因,得老年痴呆症的概率比没有携带者大 3~10 倍。40% 的阿尔茨海默病患者,血液中 ApoE4 阳性。

　　大部分早发性老年痴呆则是由 APP、PSEN1 和 PSEN2 基因的常染色体显性突变导致,在 65 岁之前就会出相应的症状,病情发展迅速。家族遗传性也会更加明显。

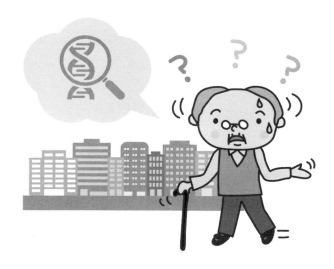

PART 4 ▶
血管性痴呆：猝不及防却更好防

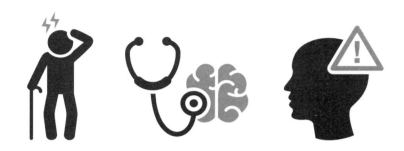

卒中后变得丢三落四，小心血管性痴呆

脑卒中即我们常说的脑中风，罹患中风，可能会出现腿脚不利索，严重的甚至有偏瘫、口鼻歪斜等，但有些人中风后却出现"老糊涂"。

刚刚吃过午饭，却说一整天没吃东西；明明自己忘记了家人的吃药嘱咐，却责怪没人提醒；经常丢三落四，东西放下就忘记了，还怀疑别人拿了。

这种表现，是不是和前文说的老年痴呆症很相似？但原因却不是阿尔茨海默病，而是血管性痴呆（vascular dementia，VD），包括缺血性和出血性脑血管病所致的各种临床痴呆。

在老年期痴呆中，血管性痴呆的比例仅次于阿尔茨海默病，也是重要的老年期痴呆类型。

我国的卒中发生率是全世界最高的国家之一，因为这个原因导致的老年期痴呆也在逐年增加。

原因：血管堵、血管破

那么，血管问题是如何导致痴呆的？

一是血管堵了。

二是血管破了。

不管是血管堵还是破，受这些血管滋养的神经细胞都会出现缺血缺氧，脑组织出现坏死。如果坏死的脑组织是与认知相关的区域，就可能会出现认知障碍的表现。

因此，医生在诊断的时候，一方面要确认有痴呆的表现，另一方面要通过影像学检查结果来证实血管问题与认知在时间上和部位上是一致的，才能确诊。

血管问题导致的痴呆，既可能是多次短暂性的脑缺血发作带来的累积效应，也可能来源于某一次严重脑血管意外。其中，前者尤为多见。

这里特别提醒：有些卒中的表现很轻微，仅表现为短暂的肢体麻木无力、言语不利或眩晕，持续几分钟或 1 小时左右，俗称"小中风"，容易被忽视。但这种反复发作的"小中风"对血管以及神经细胞的损伤一点都不小。据统计，60 岁以上发生过腔隙性脑梗死的患者，3 个月后认知功能障碍发生率，是同样年龄一般人群的 15.7 倍。

小知识

记住"120"，快速识别中风

"1"：看 1 张脸——两侧不对称，嘴角歪斜。

"2"：查 2 只手臂——平行举起，一侧乏力。

"0"：(聆) 听言语——言语不清，表达困难。

"120"：有上述表现，拨打 120，赶紧就医。

预防：卒中后筛查认知功能

血管性痴呆不仅和阿尔茨海默病导致的痴呆一样，有记忆、认知功能下降，生活能力受损，通常还伴有躯体功能障碍，对家庭成员和本人的生活质量影响都很大。

2016年5月，美国心脏协会联合美国卒中协会联合发布的《卒中康复指南》建议：每个卒中患者出院前应进行认知障碍筛查。尽早发现痴呆的苗头，并加以干预。

具体的建议是：在卒中患者出院前或发病后3个月内，进行首次认知功能评估，并在6～9个月时进行第2次认知功能评估。

痴呆老人，更要防中风

在老年期痴呆发病情况中的"混合型痴呆"，也并不少见。

这些老年人，可能在中风之前，就已经患有阿尔茨海默病，但由于患者早期症状不明显，所以家人并未察觉。中风之后，又出现血管性痴呆，老人"痴傻"的表现突出；也可能使原本在几年后才会发生的明显痴呆表现提前到来（有数字认为，中风可能使痴呆发生提前10年）。

另一方面，有研究认为，中风还可能加重阿尔阿尔茨海默病。

最终的结果就是，治疗起来更加棘手。

因此，患有阿尔茨海默病的老人，更要预防中风的发生。

那么，如何防呢？

首先，任何老年人预防中风的发生，都离不开"管住嘴""迈开腿"等健康生活方式，防止高血压、糖尿病、高同型半胱氨酸血症等危险疾病因素。

其次，已经罹患老年痴呆症的老年人，自身缺乏防中风的意识，同时他们的一些异常行为也会增加发生脑血管意外的风险，所以，预防起来难度更大，也更需要家人照顾。

阿尔茨海默病（AD）与血管性痴呆（VD）的鉴别

	AD	VD
性别	女性多见	男性多见
发病年龄	较晚	较早
病程	进展性，持续进行性发展	波动性进展
自觉症状	少	常见,头痛、眩晕、肢体麻木
认知功能	全面性痴呆	斑片状损害
人格改变	后期人格崩溃	相对保留
伴随症状	精神行为异常	局灶性神经系统症状体征,躯体异常等
CT/MRI 检查	弥漫性脑萎缩	脑梗死或出血灶
治疗	以延缓病情进程为目的,如使用改善认知的药物,配合认知训练等	以改变危险因素,中断病情进展为目的。如降脂、降糖、降压治疗,减少脑血管意外的发生,从而减少血管性痴呆的发生

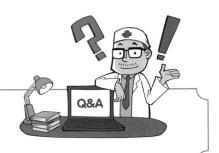

经典答疑

◆问：检查报告写着脑萎缩，是不是患了老年痴呆？

答：老年痴呆症患者几乎都有严重的脑萎缩，但反过来，脑萎缩却不一定都发展为痴呆。

大多数老年人由于年纪大，脑动脉硬化、脑细胞组织得不到应有的养分丢失死亡，脑组织提及缩小，重量下降，于是影像学检查上显示为不同程度的脑萎缩。此时，大脑的功能有所减退，特别是记忆力有所下降，行动迟缓，但分析判断力基本正常，也不影响日常功能，属于正常的退行性病变。

而老年痴呆症患者虽然也有脑萎缩，但并不仅于此，它是一种渐进性的认知功能退化，退化的幅度远高于正常老化的进程；表现也更复杂，不仅记忆，注意力、语言，甚至日常生活都无法自理，精神状态也可能出现异常。

另外，一些老人脑萎缩是因为脑血管疾病，而这最终也可能导致痴呆症。有这种因素存在的，要及时发现治疗可能影响脑血管的疾病，以免出现难以逆转的情况。

即使是生理性脑萎缩，无法逆转，也建议在日常生活中重视营养均衡、适度运动、勤于用脑；不抽烟、不嗜酒，延缓萎缩进程，保持更年轻的状态。

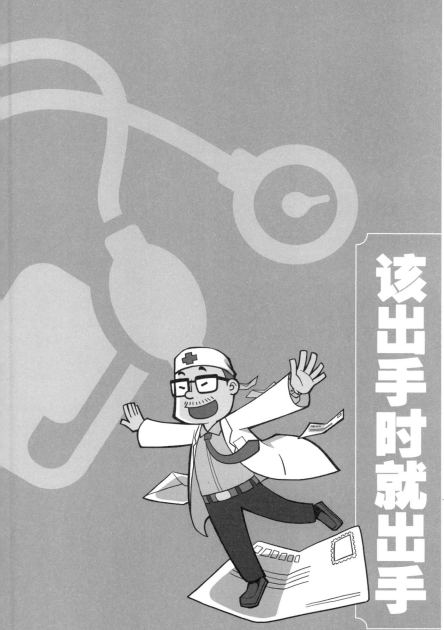

该出手时就出手

治疗篇

PART 1 ▶
医生凭什么诊断老年痴呆

第一个AD患者

老年痴呆症之所以叫阿尔茨海默病,是因为第一个描述这个病的医生叫阿尔茨海默,这个患者则叫 Auguste Deter。

100 多年前,阿尔茨海默医生对这个患者的问诊是这样的:

"你叫什么名字?"

"Auguste。"

"姓什么?"

"Auguste。"(分不清啥是姓啥是名了)

"你丈夫的名字?"

她犹豫了一会,回答道:"我想,是 Auguste。"

"你丈夫的?"

"是的。"(忘记亲人的名字了)

"你几岁了?"

"51。"

"你住在哪里?"

"你已经去过我家了。"

"你现在在哪?"

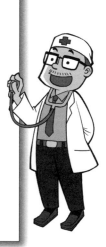

"这里,随地,这里,现在。"

"当前你在哪里呢?"

"这就是我现在在的地方。"(空间定向有问题)

"你的床在哪?"

"它应该在哪呢?"

中午,Auguste Deter 吃了猪肉和花椰菜。

"你在吃什么呢?"

"菠菜。"(她正吃着肉)

"你现在在吃什么呢?"

"我一开始吃的是土豆,然后吃了辣根。"

"写个 5 字。"

她写了"女人"。

"写个 8 字。"

她写了"Auguste"。

……

就在看似简单的问诊中,患者的问题正多样化地呈现。阿尔茨海默医生的研究也从此开始。这些问题,我们可能会在各种各样的测试中看到一些影子。这样看似不可理喻的对话,每天也在各医院的神经内科或者记忆门诊上演。

医院里的 "记忆门诊"

前文我们了解了痴呆症的不同分期,以及每个时期可能出现的各种各样的表现。

但是这些表现并不是所有患者都会碰到,也并不是所有的患者都按这样的顺序进展着。

那么,如果自己或家人出现记忆下降的苗头,特别是近事忘得特别明显,要怎么办呢?

去哪看,找谁看

一般来说,包括阿尔茨海默在内的老年痴呆,医院里的神经内科、老年科甚至精神科都有涉及。但现在,针对记忆下降希望寻求原因的人来说,最好的首诊科室是医院里的记忆门诊(有些医院称之为认知门诊、痴呆门诊)。

记忆门诊(memory clinic)是一种专病门诊,最早出现于 20 世纪 80 年代的欧美国家,目前已成为早期诊断、识别和治疗痴呆及相关认知功能障碍患者的重要形式,同时还能提供家庭护理教育、照料者培训等。

我国记忆门诊的雏形最早出现于 20 世纪 90 年代的上海和北京,多衍生于神经内科,随后精神科、老年科等也相继设立类似专病门诊,名称从最早的"痴呆门诊""阿尔茨海默病门诊""记忆力障碍门诊"到目前多用的"记忆门诊"。我国已经有 100 多个医院开展了记忆门诊(具体目录详见本书最后附录)。

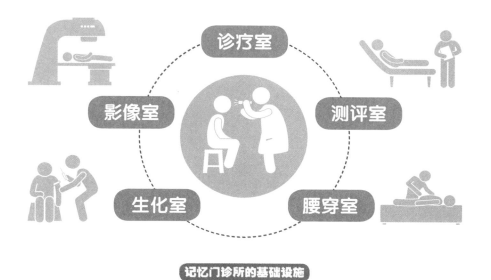

记忆门诊所的基础设施

影像室　诊疗室　测评室　生化室　腰穿室

　　上图是对医院开展记忆门诊的硬件要求,从另一个角度,我们可以看到,发现记忆有问题,到最终诊断出原因,中间可能需要经历一个比较复杂的过程,里面既需要一些问诊、评估,同样也少不了各项检查。

　　这个诊断过程主要经历三个步骤。

第一步:判断是否为痴呆。
第二步:评估痴呆的严重程度和病因。
第三步:明确痴呆的病因。

　　这三个步骤的实施,包括详细的病史询问、神经系统体检、各种痴呆评估量表、神经心理学测试,以及影像学检查、脑脊液检查、血液化验等。

治疗篇 该出手时就出手

医生凭什么诊断老年痴呆

诊断AD三阶段

认知主诉

是 ← **≥ 2 个单领域认知损害证据?** → 否

是 ← **多认知损害证据?** → 否

是 ← **工作或日常生活受累?** → 否

❶ 确认痴呆综合征

是 ← **抑郁情绪** → 否　　　是 ← **可逆原因?** → 否

治疗抑郁 6 个月复查　　**痴呆诊断**　　治疗后复查　　每 6 个月复查

是 ← **情景记忆损害?** → 否

内侧颞叶萎缩?　　　　**脑血管病证据?**

是　　　　否　　　是　　　　否

典型 AD　　**非典型 AD**　　**很可能 VD**　　**其他原因**

❷ 鉴别痴呆原因

痴呆程度

轻度　　中度　　重度

❸ 判断痴呆程度

准确诊断，**需要你的配合**

医生在完成上述三个阶段的思考诊断时，少不了下面 7 个步骤。

在这个过程中，若能较好地配合医生，就能让医生获得更有效的信息，从而得到更准确的诊断结果。

1. 询问

对于痴呆症的诊断，医生需要充分倾听患者、知情者(家人)的诉说，了解患者病史以及有无老年痴呆症方面的家庭遗传病史。

配合：准确描述异常情况。

举例：

时间	事例	出现频率
3 个月前 （具体日期）	出去买菜忽然忘记回家的路怎么走	2 次
2 个月前 （具体日期）	做饭的时候，不记得是否放盐，多放了	3 次
……	……	……

注意：在问诊过程中，如果老人对家属的描述表示抗议，不要与他争执。

去看门诊之前，确保这些问题已经有了答案

（1）记忆下降是逐渐显现的还是突然出现的？

（2）记忆下降大概何时开始出现？

（3）健忘的具体表现：无法回忆起最近发生的事情？无法回忆起以前的事情？

（4）谈话有时候无法找到合适的词汇？

（5）管理个人财务有没有问题？

（6）无法记住时间和日期？

（7）方向感障碍，有时会迷路？

（8）无法学习使用新器材或电器？

（9）在日常居家活动中遇到困难？

（10）配偶、朋友或同事是否认为患者的记忆力比以前差？

（11）腿部下端是否出现过持续性蚁走感或麻木的情况？

（12）是否出现过尿失禁的情况？

（13）平衡能力和步态是否异常？

（14）是否曾因情绪问题，精神或药物依赖问题看过医生？

（15）是否有中风发作的情况？

（16）是否有过严重头部创伤？

（17）是否经历过突发心肌梗死？

（18）是否有高血压、高血脂、糖尿病？

（19）家庭成员中是否有人患痴呆症、阿尔茨海默症、帕金森病？

（20）是否有过贫血？

（21）是否出现过维生素 B_{12} 或叶酸缺乏的情况？

（22）是否曾被诊断为甲状腺疾病？是否使用过甲状腺激素类药物？

（23）是否曾被诊断为抑郁症或因抑郁症状接受过药物治疗？

（24）目前正在服用的药物有哪些？

2. 评价

医生通过患者的表现，首先会判断老人认知功能的减退情况。

譬如其是否存在与自身年龄及受教育水平不符的认知功能减退：如记忆力和执行力变差，注意力涣散，语言和视空间能力变弱等。连续多次的评价，从而收集存在一个或多个认知区域损害的证据。

其次，医生通过观察以及家属的描述，评价患者是否能够保持日常生活的独立性。

结合以上两点，初步判断患者认知功能的情况。

配合：这个过程需要家属提供尽量完整的对比信息。

3. 神经心理测验

医生通过一系列神经心理测试量表，客观、变量地诊断是否痴呆，以及痴呆的程度，这些量表在现场是由专业人士指导患者或者家属进行填写的。

这也是痴呆症诊断与其他躯体疾病的最大区别之一，看似简单的量表和题目，却考量了受试者多个方面的能力，甚至以此可以辨别不同的疾病以及判断疾病的程度。

这些表格非常多，甚至同一个表格也有许多版本。有一些是针对早期筛查的，有一些则是针对诊断的；有些量表对受试者的教育程度有关，有些量表则有鲜明的语言文化特点。因此，医生要针对不同时期不同对象选择合适的量表。

常用于早期痴呆症筛查的量表有简明智能量表 MMSE、蒙特利尔智能测试 MoCA、画钟试验等。后文将有专门的介绍。

配合：如果老人不愿意就诊，或者怀疑老人有初步症状，家人可以尝试让他做一些简单量表（如 Mini-cog 量表），作为就医提醒。

4. 血液学检查

血液学检查一般包括血常规、血生化等,通常还需要抽血查甲状腺功能、血清维生素 B_{12} 水平等。这些都是为了鉴别可以引起痴呆的全身性疾病。

配合:告诉医生其他疾病史,有助于医生开具更有针对性的检查。

5. 影像学检查

主要是脑部 CT 和 MRI,看是否有脑出血或脑梗死、脑血管病变等。

最大的意义在于鉴别是否有脑卒中引起的血管性痴呆,也是目前用于诊断痴呆症最常规的检查。

6. 生物标志物

检测 Tau 蛋白、β 淀粉样蛋白等生物标志物,借以鉴定痴呆前阶段,并使临床诊断更有特异性(支持阿尔茨海默病的诊断)。如果有相关表现,又做了生物标志物检查,基本就可以确诊。

生物标志学诊断是通过采集患者的血样和脑脊液进行的,并不是所有的医院都有开展。

7. 功能影像学

如葡萄糖代谢 FDG PET 和分子示踪剂显像的 PET。

这项检查不是诊断痴呆的常规检查,当需要鉴别疑难病例时会用到。

8. 基因检查

主要是针对家族性痴呆。家族性痴呆主要有家族性阿兹海默病和家族性额颞叶痴呆两大类。

随着对家族性阿尔茨海默症基因分析的深入,越来越多的基因位点被发现和描述。对于家族性痴呆,权威指南推荐进行相关基因(如PSEN$_1$、PSEN$_2$)检测,这样的好处是,更早期发现那些还没有痴呆表现的人,并且更早干预。

而针对散发的 AD 易感基因,主要是是 ApoE ε4 等位基因的检测,ApoE ε4 基因型检测可用于轻度认知功能患者的危险分层,而且能够预测 MCI 向 AD 转化的风险。

当然,并不是所有有痴呆倾向的老人都需要接受这些检查。

但当医生怀疑有其他可逆性原因引起的痴呆症时,这些检查会显得尤为重要,因为那些疾病本身有治愈的可能。

可逆性痴呆与不可逆性痴呆

◎这些疾病引起的痴呆是不可逆的：

　　阿尔茨海默病、路易体痴呆、额颞叶变性、亨廷顿病、进行性核上性麻痹、帕金森病、皮质基底节变性、多系统萎缩、感染性疾病、遗传代谢性疾病等。

◎这些疾病引起的痴呆是可逆或部分可逆的：

　　脑血管病（梗死、出血）、炎症（各种脑炎）、正常颅压脑积水、外伤、肿瘤、多发性硬化、癫痫、精神性疾病、抑郁症、精神分裂症、药物、酒精、化学毒物（重金属、有机溶剂等）、肝性脑病、尿毒症性脑病、透析性痴呆、甲状腺功能低下、甲状腺功能亢进、低血糖、维生素缺乏等。

　　注意：这里所说的可逆与不可逆是相对的，是基于目前的认识和治疗水平而言的。一些现在认为不可逆的疾病，随着认识的深入以及医疗水平的提高，也可能变为可逆。一些本身是可逆性疾病，但如果没能及时处理，也可能转为不可逆的。

　　诊断痴呆，必须做多项检查的目的就是为了把可逆性的疾病找出来，再寻求解决的办法。

常用的**测试量表**

简易智能精神状态检查量表（MMSE）

定向力	分数	最高分
1. 今天是星期几? 今天是几号？ 现在是几月份？ 现在是什么季节？ 今年是哪一年？		5
2. 我们现在在哪里? 我们现在在哪个省？哪个市? 我们现在在什么区(县)? 我们现在在什么街道(乡)? 我们现在在什么地方？第几层楼?		5
记忆力	**分数**	**最高分**
3. 现在我要说三样东西的名称,在我讲完以后, 请您重复说一遍。(仔细说清楚,每样东西一秒钟) 请您记住这三样东西,因为几分钟后要再问您的 皮球、国旗、树木。 请您把这三样东西说一遍。(以第一次的答案记分)		3

医生凭什么诊断老年痴呆

注意力和定向力	分数	最高分
4. 请您算一算 100 减 7,然后从所得的数目再减去 7,如此一直得计算下去,请您将每减一个 7 后的答案告诉我,直到我说停为止。 （若错了,但下一个答案是对的,那么只记一次错误） 93、86、79、72、65…		5
回忆力	分数	最高分
5. 现在请您说出刚才我让您记住的三样东西? **皮球、国旗、树木。**		3
语言能力	分数	最高分
6. （出示手表）这个东西叫什么? （出示铅笔）这个东西叫什么?		2
7. 现在我要说一句话,请您跟着我清楚的重复一遍:"四十四只石狮子"。		1
8. 我给您一张纸请您按我说的去做,现在开始: "用右手拿着这张纸,用两只手将它对折起来,放在您的大腿上。" （不要重复说明,也不要示范）		3
9. 请您念一念这句话,并且按照上面的意思去做: "闭上您的眼睛"		1
10. 请您写一个完整的句子。 （句子必须有主语、动词、有意义）		1
11. 这是一张图,请您在同一张纸上照样把它画下来。		1

（正确画法：两个五边形的图案，交叉处有个小四边形，如下图。） 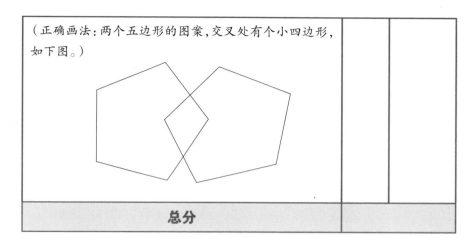		
总分		

怎么看这个表的测试结果

（1）这个表格测试的是定向力（时、地）、记忆力、注意力和计算力、回忆能力、语言能力等。

（2）表格的最高总分是 30 分，小于相应分数应怀疑认知障碍。这个分数结果的评价，要考虑受教育程度。

受过高等教育的,≤ 26 分；中学 ≤ 24 分；小学 ≤ 23 分；文盲 ≤ 22 分。

分数也可以粗略判断痴呆的程度,同样应该考虑受教育因素：

21 ~ 26 分为轻度痴呆；11 ~ 20 分为中度痴呆；0 ~ 10 分为重度痴呆。

（3）**这个测试准不准?**

这个测试只需要 5~10 分钟就可以问完,快速、方便,对受试者要求不高,受教育程度低（如文盲）也可基本完成评估,对于中重度痴呆和多个认知域受损的认知障碍比较敏感。

因为测试了多个方面,所以不同时期测试比较,还能看出疾病进展。一般来说,正常衰老时,分值变化每年大概减少 0.25 分,但如果是病理性的,每年可以减少可以达到 4 分。即使是确诊的老人,家人也可以定期让他们测试,了解疾病的进展。

题目较容易,对那些受过高等教育的老人,即使已经出现了一些问题,仍然可能获得高分,所以不太适合这个人群。症状比较轻微的老人测试效果也不佳。例如,一位物理学教授的老先生,虽然已经出现几次走错洗手间的门的状况,但是他答起这个题目,仍然满分。

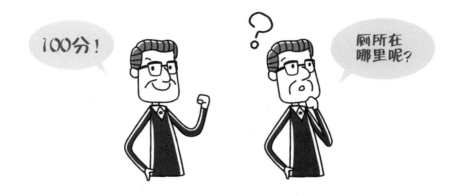

MoCA量表：**极轻微者更合适**

在痴呆发展的阶段中，轻微认知能力衰退（MCI）是介于认知正常到痴呆发病的一个中间阶段，没到痴呆的程度，但相比正常又有记忆力减退的迹象。若能在 MCI 阶段被发现，开始定期检查和及早干预，无症状及轻微症状期将得以延长。

欧美国家的数字显示，65 岁以上老年人群 MCI 患病率为7.7%~18.8%。这些 MCI 人群中 AD 年发病率是 12.02%，远高于正常老年人痴呆年发病率（2.29%）。

而我国专家所报告的北京、上海、广州、长春、贵阳等 7 个地区，数字显示 65 岁以上老年人群中 MCI 患病率为 20.8%。

可见，MCI 已经在向痴呆过渡。

那么，我们应该如何早一点发现呢？ 如果只是记忆力略差，我们可以来做这样一份测试，**它更适合轻度认知障碍的中老年人，同时也更适合受教育程度较好的人群。**

注意：这份表格满分为 30 分。

评定标准：文盲组 ≤ 13/14 分；受教育 1~6 年 ≤ 19/20 分；受教育不少于 7 年 ≤ 24/25 分。

本量表题目更加适合受教育程度较高的人群，对于文盲以及受教育少的则不太适合。

蒙特利尔认知评估量表（MOCA）

姓名：_____ 性别：____ 年龄：____ 受教育程度：_____ 检查日期：_____

视空间与执行功能		得分
画钟表（11 点 10 分） 复制立方体 轮廓 数字 指针 【 】 【 】 【 】		___/5

命名	
 【 】 【 】 【 】	___/3

记忆		面孔	天鹅绒	教堂	菊花	红色	
读出下列词语，然后由患者重复上述过程重复2次，5分钟后回忆	第一次						不计分
	第二次						

注意				
读出下列数字,请患者重复(每秒1个)	顺背【　】		21854	＿/2
	倒背【　】		742	
读出下列数字,每当数字出现1时,患者敲1下桌面,错误数大于或等于2不给分	【　】52139411806215194511141905112			＿/1
100连续减7	【　】93【　】86【　】79【　】72【　】65			＿/3
	4~5个正确给3分,2~3个正确给2分,1个正确给1分,全部错误为0分			

语言		
重复:我只知道今天张亮是来帮过忙的人【　】 　　　狗在房间的时候,猫总是躲在沙发下面【　】		＿/2
流畅性:在1分钟内尽可能多地说出动物的名字【　】 　　　_____(N≥11名称)		＿/1

抽象		
词语相似性:香蕉－橘子＝水果 　　　【　】火车－自行车　【　】手表－尺子		＿/2

延迟回忆						
回忆时不能提醒	面孔【　】	天鹅绒【　】	教堂【　】	菊花【　】	红色【　】	仅根据非提示记忆得分
分类提示						
多选提示						＿/5

定向		
日期【　】　　月份【　】　　年代【　】 星期几【　】　地点【　】　　城市【　】		＿/6

	总分	＿/30

画个钟能看出痴呆

在记忆门诊，医生经常会让老人家画一个时钟。

这也能看出问题来？

具体怎么测试

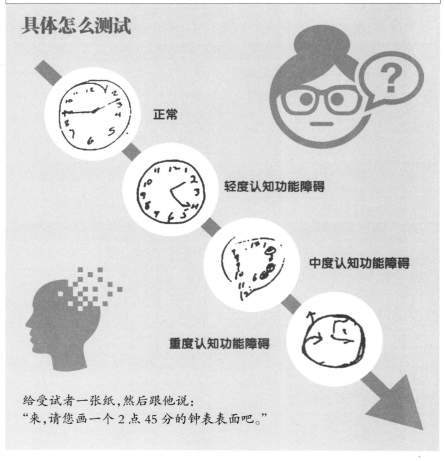

正常

轻度认知功能障碍

中度认知功能障碍

重度认知功能障碍

给受试者一张纸，然后跟他说：
"来，请您画一个 2 点 45 分的钟表表面吧。"

画钟试验 (clock drawing test, CDT)

看似简单的测试游戏,却是一个流传已久的,有着诸多证据的辅助诊断工具,在 20 世纪,其作为筛查工具,由英国神经学家亨利海德(Sir Henry Head, 1861—1940)开始使用。

从神经科学的角度来看,我们所具备的任何一项简单技能,背后都是复杂的综合能力的体现。所以这个看似非常简单的画钟游戏,也能反映出大脑的某些功能障碍。

画钟能看出什么

画好一个代表某个时刻的钟面,需要 3 种能力支持:记忆、执行、视觉空间能力。阿尔茨海默病对大脑的伤害,正是囊括了这三种能力。

记忆力的测试是相对简单的,有许多量表包括前面提到的 MMSE(简明智力状态检测量表)都有相应记忆力测试的部分。

而这个简单的画钟试验,则可以考量执行与视空间能力。

结果解读

画出闭锁的圆形表盘,得 1 分;表盘上 12 个数字正确,得 1 分;时针分针相交,得 1 分;指针指向正确的时间,得 1 分。

得分在 3~4 分表明认知水平正常,3 分以下则表明认知水平下降。(如果只是画的不够圆,出现一些多余的标记,指针的长短、数字间隔不均衡,涂涂改改,这些仅与画画技巧有关,与疾病无关。)

评价

- ●简单的画时钟测试,在家或在门诊都能进行。
- ●除了连笔都不会拿的文盲,其他人都好理解,与语言也无关。
- ●对痴呆的早期筛查有 80~90% 的敏感性(在专业指南中属于最

高的 A 级一类)。

　　画钟试验既可以作为早期筛查,也可以作为不同痴呆程度的评估,所以,可以将老人每一个时期画的钟保留下来作比较。

　　"如果出现记忆明显有问题,或者多次迷路,再加上一个画钟试验,基本上已经能确诊老年痴呆了。"

　　——国内一位神经科专家如此评价这个简单的测试。

　　是不是很神奇呢?

这些病看上去**和AD有点像**

AD vs 帕金森病

我们所知道的帕金森病,最常见的表现是震颤。

但是,帕金森患者出现痴呆是个极高概率的事情。

据统计,对新发帕金森患者进行跟踪随访,发现 3 年、5 年、15 年后的痴呆发生率分别可达到 26%、28%、48%,只有 15% 的帕金森患者最终不会发生认知功能障碍。

什么样的帕金森病患者更容易痴呆

(1)发病年龄早的患者(特别是 40 岁以前发病的)较少发生痴呆。

(2)病程越长,疾病进展越严重,越容易发生痴呆。

(3)早期即智能较差的患者,以后也越可能发展为痴呆。

(4)运动症状严重更容易发生痴呆。

(5)存在睡眠行为障碍(如睡眠中不自主喊叫、身体乱动等)和过度日间睡眠的患者更容易出现痴呆。

另外,治疗帕金森的常用药物中枢性抗胆碱能药物,用药目的是控制患者的震颤,但它本身也可能导致药物性痴呆,或者加重已有的痴呆症状。

所以如果怀疑是药物原因,应先停药观察。

在治疗上,用于阿尔茨海默病的一线用药胆碱酯酶抑制剂也能改善帕金森患者的认知障碍。

AD vs 抑郁症

　　痴呆和抑郁症在年轻人中表现是不太一样的,但老年人患了抑郁症,有时会显得傻傻的,也常会出现健忘现象,怎么区分呢?

　　就拿健忘来说:痴呆症老人是真的忘记一切,而抑郁症老人其实并未忘记只是坚信自己已忘记。例如,当医生问起早餐吃过什么东西时,痴呆症老人一定会说错,或答非所问;抑郁症老人会对医生说"不知道",如果医生强调他一定记得,最终他会说出完全正确的答案。

　　再如,走在路上,同样表情呆滞,痴呆症老人会完全没有方向感,时常迷路;但抑郁症老人尽管表情呆滞,但很少会走错路。

　　一般来说,老年抑郁症发展迅速,抑郁症状持续较久,智能障碍一般是暂时性、部分性的,每次检查的结果均不相同;老年性痴呆则起病缓慢、发展缓慢,但情绪变化大,不稳定,犹如幼童,其智能损害是全面性的,而且会一直恶化。

性质	AD	抑郁症性假性痴呆
情绪诱因	少	常有
起病情况	隐袭	较快
进展情况	缓慢	较快
认知检查	尽力去做	不努力完成
	回答错误	常回答"不知道",如果错误,常接近正确答案
	短期内认知测验变化不大	短期内认知测验结果波动大
情绪表现	情绪波动大,可合并明显抑郁	情绪持续性低落
情绪体验	较少痛苦体现	常表现非常痛苦
表情	淡漠、正常或欣快	淡漠、忧愁
失语	可存在	不存在,但可有缄默
躯体症状	早期少见	常有
CT/MRI	脑萎缩明显	无萎缩
抗抑郁药物疗效	无效或部分有效	伴随抑郁症状的改善,认知恢复效果明显

PART 2 ▶ 吃药能好吗

AD的治疗，**包括三部分**

其他原因引起的痴呆症,以针对病因治疗为主,本书不做介绍。这里只介绍阿尔茨海默病(AD)的治疗,包括三部分。

● 药物治疗:延缓病情发展速度,减轻伴随的周边症。

● 非药物治疗:认知训练、心理干预。

● 有效护理:维持并增强剩余的身体功能。

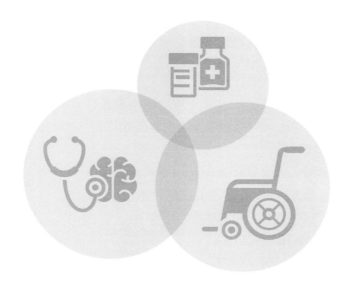

药物治疗：**针对两大问题**

阿尔茨海默病的病因尚在不断探索。我们知道 AD 老人的认知功能下降是因为他们的神经细胞已经发生受损、死亡,但目前并没有药物或者其他方法可以对这些神经细胞进行修复;而引起神经细胞死亡的元凶又还在缉拿中,因此,目前尚无能从病因上治疗这个疾病的方法。

但这并不等于我们就没有办法治疗该病,目前治疗 AD 主要有以下两大类药物。

乙酰胆碱抑制剂:让传递信息的"快递小哥"多一点

不管是学习认知还是记忆等活动,大脑组织的神经细胞无时无刻不在进行信息的传递。这个传递过程,就像物流中需要快递小哥一样,需要一些传递的介质,它们的学名是乙酰胆碱,而这个物质,在 AD 老人大脑中远远低于一般人群的水平。

要增加这个物质,临床上的做法并不是直接添加这个物质,而是通过减少分解这个物质的酶(乙酰胆碱抑制酶)的量,使得乙酰胆碱维持足够的量,而不至于被过度分解。这也是目前针对阿尔茨海默病最重要的一类药物。

药物举例:

●安理申(盐酸多奈哌齐)

特性:高选择性、可逆性的乙酰胆碱酯酶抑制剂。

标准:2005 年 FDA 批准治疗重度 AD。

●艾斯能(卡巴拉汀)

特性:假性不可逆性、双向乙酰胆碱酯酶抑制剂。

标准:2000 年 FDA 批准治疗轻中度 AD,2005 年 FDA 批准治疗 PDD。

作用:延缓认知障碍的发展,改善认知、提高欲望,减少抑郁以及幻觉等;

适用:轻中度 AD 患者。

可能出现的不良反应:呕吐、食欲不振、腹泻、腹痛等消化道不良反应;极少数出现心律失常以及消化道溃疡。因此,心律不齐及消化道溃疡的患者,要慎用。

避免或减少出现胃肠道不良反应的方法:与食物同服、缓慢增加剂量、增加口服次数(若有家属在家照护,可以从每天 2 次换成每天 3 次)。

改善神经元功能:谷氨酸受体(NMDA 受体)拮抗剂

谷氨酸本来是个好东西,是大脑学习和记忆过程所需的物质,但是被阿尔茨海默症影响的神经细胞会过多分泌谷氨酸,最终反而伤害神经细胞。

因此,治疗 AD 的**另一类药物**就是专门控制谷氨酸的药——盐酸美金刚(Namenda)。虽然仍然无法从根本上解决问题,但也同样延缓了细胞的死亡。主要用于中晚期的阿尔茨海默病。

以上两类药是针对阿尔茨海默病的一线用药。

如果将阿尔茨海默病对神经细胞的伤害比喻为火烧屋,第一类药物的作用有点像为房子加固,第二类药物则有一定的灭火作用,两者都是让房子在坍塌之前可以撑得更久些,但还是没有针对火灾原因的根本措施。

一些中晚期的患者,单用某类药物可能效果不佳,联合乙酰碱抑制酶和美金刚治疗,可让患者更有效获益,两者联合有相互增效的作用。

所以,如果感觉效果不佳,应及时向医生反映,看看是否需要药物联用。

其他健脑辅助用药

主要包括：促进脑代谢药、脑血管扩张剂、神经元保护剂等，如吡拉西坦类药；补益肝肾、宁心安神、健脑益髓的中成药；改善脑部循环的银杏提取液；清除自由基、抗氧化的维生素 C 和维生素 E 等。

有精神情绪障碍的，可能需要用抗精神病药

由于很多痴呆的老人到了中晚期还会出现一些行为障碍、情绪障碍，就像患精神疾病一样，所以，有时也需要用一些抗精神病药、抗抑郁和抗焦虑药物等，以减轻老人出现的激越或者极端想法和行为。

不过，精神疾病用药是复杂的事情，这些药物本身也有较明显的不良反应，而且，部分药物还可能加速痴呆病情进展。因此，一定要在衡量利弊后使用。

一旦用药，也不能随意停药，否则病情可能会有反跳。

正在开发的新药

目前新药研发针对的两大靶点是：①清除脑内过分沉积的 Aβ 蛋白，延缓认知缺陷进程；②调控 Tau 蛋白磷酸化，减少错误折叠和异常集聚。

关于这两大类新药，近年来国外临床试验证实了其部分有效，我们期待未来患者可以从中获益。

干细胞治疗

干细胞是一类能多方向分化的原始细胞，包括神经细胞。因此，对于发生神经细胞不可逆性变性衰亡的疾病，如 AD 来说，干细胞治疗是值得期待的方法。

目前，动物实验结果显示，干细胞移植治疗可以增加脑组织乙酰

胆碱水平,从而提高认知功能和记忆力。与此同时,干细胞尚具有分泌神经营养因子的功能,以调节神经可塑性和神经发生。来源于骨髓的间充质干细胞,可以增加脑组织中分泌胆碱酯酶的细胞数。动物实验显示,它能通过一些机制清除海马组织中的老年斑,具有增加神经元存活等作用。

这将是人类大脑重返青春的希望,但是新技术应用于人类疾病的治疗,仍然路漫漫。

小知识

老人服药注意事项

从最低剂量开始,慢慢加量,直到出现不良反应或不能耐受时,就停止加量。不适明显,可以退回低点的剂量,让身体逐渐适应药品,并可减少恶心等不良反应的发生概率。因为每个老年人对药物的耐受程度不同。

观察并告诉医生服药后出现的不良反应。

服药时,家人要在一旁。

如果老人拒绝服药,要耐心说服,并看着他把药吃下,让他张开嘴,看看是否咽下。

不要让患者自行管理药品,每次只给患者一份当次的药量,而不是整包药,并请将药品放在患者拿不到的地方。(更多老人服药护理详见本书第四部分。)

你一定会问的**问题**

既然无法治好，服用这些药物有什么用

虽然无法从根本上治愈疾病，但患者的许多行为都将得到改善：

（1）**日常生活能力提高**：如吃饭、穿衣服、洗澡、刷牙、使用日常生活工具（电话、电视等）等能力有所提升。

（2）**行为与心理症状改善**：如冷漠、性格改变、暴躁易怒、忧郁、焦虑、妄想、幻想等精神行为方面有所缓解。

（3）**认知能力改善**：记忆力、言语表达能力等都有改善。

感觉好转并不明显，怎么知道服药是有效的呢

AD 是一种退行性病变。随着病情进展，患者的认知能力、生活自理能力逐渐减退。

目前，最好的治疗效果，也只能延缓病程，让患者的能力减退得慢一些。很难看到特别明显的改善。

但是，经过治疗的患者和没有治疗的患者相比，从轻度发展到重度的时间会延长一些。

而迟一些进入重度痴呆，患者拥有高质量生活的时间就多一些，家人护理的负担也少一些。

所以，衡量药物是否有效，最主要是吃药前后对比，从上文所说的日常生活能力、精神行为、认知能力等各方面加以对比（医生可以通过量表测试是否好转），而不是与原来未发现患病时的正常状况对比。

定期记录病情日历, 看看治疗效果

记录日期: _____

评价内容	具体观察内容	完全不能	部分不能	正常
记忆力	回忆近期内容	不记得吃过什么早餐		
	回忆往事		记起小时候的事情	
时间地点感知	知道时间:年、月、日、时	不知道		
	知道熟悉地方:家、公园、市场		有时找不到洗手间	
语言沟通理解能力	听懂别人的意思			
	能表达自己的意愿, 简单聊天		很少和人交流	
	能看得懂报纸电视			
	能写简单的日记	做不到		
判断与计算	能判断是非、大小			
	能简单算账付款		有时出错	
日常自理能力	吃饭穿衣、洗漱、大小便		有时候	
日常生活能力	使用电话			
	使用日常小家电			
	简单家务如打扫卫生			可以
	外出购物			
情绪与精神行为	焦虑、坐立不安	有		
	性格改变			
	抑郁, 情绪低落			
	多疑(财务被偷、外遇、被害)	怀疑保姆偷东西		
	幻觉、妄想			
	反常或反复行为			
	游荡			
特别事件记录	记录除上面以外特殊事件			

三分药，七分练

AD，这是一个药物无法疗愈的疾病，医生可开具的药物是有限的。

这也注定其他非药物治疗方法，将会占据重要地位。

常用的非药物治疗方法

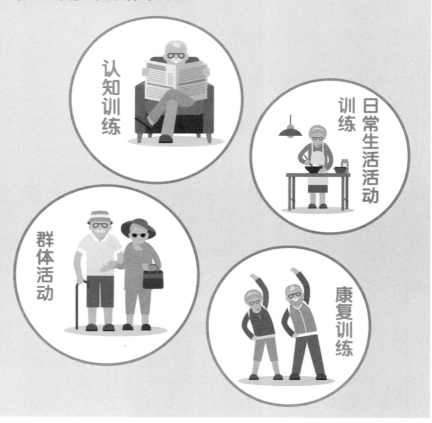

认知训练

日常生活活动训练

群体活动

康复训练

认知训练

包括记忆、注意、定向、思维、执行功能、解决问题的能力、语言、运用等方面的训练。

（1）记忆训练。

●**瞬时记忆训练**：护理者念一串不按顺序排列的数字，从三位数起，每次增加一位。如：134、2453、51498…念完后立即让患者复述，直至不能复述为止。

●**短时记忆**：给老人看几件物品，如：苹果、饭碗、手机、钢笔等，然后马上收起来，让他回忆刚才看到了什么东西。物品数量可由少到多，逐渐增加，观看的时间可由长到短。

●**长期记忆——回忆**：这是一种更加有效且家人也可以不断尝试的方法。对于轻中度的老人来说，他们并非丧失所有记忆，中远期的记忆还有不同程度的保留，回忆疗法能让他们更长时间保存这段珍贵的记忆，情感也更加丰满。

工具：有意义的过往照片，如结婚照、特殊节日活动照、全家福等，或者视频。

方法：让老人反复看，并尝试和他一起讲述过往的温馨或者他的光荣历史。

让老人边看边回忆家中的亲戚朋友的名字，借助照片不断地将人和照片对应起来。

回忆疗法的好处不仅能提高残存的记忆，还能很好地改善老人的心情，让他们保持正面情感，平复他们可能出现的激越情绪。照看者也可以从这些回忆中，对老人的经历和情感有更深刻的认识，更容易理解异常情绪产生的原因，并找到化解的方法。

●**复述新闻**：让患者看报纸或电视新闻，然后提问新闻的大概内容,可以经常询问,让患者回答。

（2）注意力训练。

注意力障碍是认知康复的中心问题,虽然它只是认知障碍的一个方面,但只有纠正了注意障碍,记忆、学习、交流、解决问题等认知障碍的康复才能有效地进行。

●**玩积木**:训练患者有目的地拼搭积木。

（3）计算能力训练。

主要训练数字大小、多少的概念。

借助孩子的游戏棒分成两堆,让患者比较哪堆多哪堆少以及数出不同颜色的数量。

计算能力:如去商场购物后,让他去计算商品的价格。

（4）语言训练。

针对不同问题及程度,用不同的方式。

发音不清楚的,从简单单词教起教其发简单的单词,尽量发清楚。

词汇贫乏的,教其日常生活的简单用词,表达想法的简单用词,能慢慢接受就好。

忘词或词不达意的,多鼓励老人适当多讲,不要怕说错。

总之一定要鼓励患者多交流、多表达、多理解等,这是尽量修复语言能力的关键。不能操之过急,方法和进度要因人而异,循序渐进。

（5）智力训练。

主要是指逻辑联想,分析、理解表达能力,社会适应能力等。

可以借助儿童玩具,可以利用儿童玩具,如魔方、卡片、游戏棒等。

日常生活活动训练

自理能力：尽量安排患者自己完成进食、如厕、穿衣、洗漱等。放手不放眼，如果他们能独自完成指定任务，再让他们尽量缩短完成任务的时间。

在提高日常自理能力的基础上，进行一些简单家务，如洗涮自用碗筷、擦餐桌、整理床铺等内容。给予指导、示范，让其模仿、强化。

康复训练

肢体锻炼：加强老人肢体灵活性和平衡感，减少减少外伤、摔倒。
创造性活动：如园艺、手工。

4. 群体活动

和其他老年人一起唱歌、表演；提高社交能力。

以上只是非药物治疗、训练方法举例，在医院或者专门的康复机构，会有专门的道具以及系统的方法。

在家中，家庭成员辅助训练时要注意：

（1）留意患者的情绪，尽量减少他们在训练中出现焦虑。由于记忆减退，注意力和学习能力下降，在训练过程，老人因为想不起来叫不出来，会容易出现焦虑情绪，训练的时候，家人一定要多鼓励。

（2）尽量提供更多的机会让他们自己去完成。

（3）诊断疾病的早期，家人有时出于照顾患者的心理，会为他们做得过多，这样一方面会让患者失去锻炼，同时也可能使其产生对家人的依赖。应让他们多做力所能及的事，从中获得自理能力以及信心、价值感。

（4）与患者保持良好的沟通。鼓励患者多表达自己。

音乐治疗不是**听听歌这么简单**

在第二次世界大战期间,美国军队医院医护人员偶然发现音乐可以舒缓伤者的情绪,随着情绪的好转,死亡率也逐渐降低。

随后音乐便被广泛地运用到美国医院中,以改善患者的心理及身体功能,在治疗过程中,音乐家、心理学家都需要介入,并逐渐的相形成一门新的治疗方法——音乐治疗。

音乐治疗并非我们所以为的,听听好听的音乐那么简单,具体实施方法大致可分为两种:

一种是主动式音乐治疗。即参与者通过和音乐治疗师一起歌唱、演奏乐器、律动舞蹈等;另一种是接受式音乐治疗,主要是通过被动式聆听音乐的方式进行。

阿尔茨海默病的音乐治疗是有其理论依据的。

AD 患者一般是左脑受到的损伤较为严重,左脑负责的如语言、文字、逻辑分析等功能受到较大影响,而右脑如唱歌、处理节奏、旋律、音乐、图片等功能保持较好。因此,通过音乐开发患者的右脑功能,进而对左脑受损功能产生代偿作用。

有些患者的语言表达能力严重下降,说话含糊不清,难以表达自己的意愿,但是当听到熟悉的歌曲时,他们却可以哼唱那些熟悉的歌词,甚至有研究指出,他们在音高、节奏、旋律和歌词方面没有明显的错误。

所以,这也说明唱歌可以提高言语流畅性以及对节奏的感受性。音乐增强了记忆功能。

从中医看老年痴呆

和西医一样,中医对于老年性痴呆,也没有一帖能治愈的奇方。

但是,中医根据老年痴呆病因及表现,辨证论治,也有其优势。

实际上,中医典籍早就对类似痴呆症状有描述,称之为"善忘""呆证""癫狂""郁证"。对其病因病机也多有认识,积累了大量治疗经验。

认识一:肾精不足,脏腑失调,蒙蔽脑窍

在中医理论里,大脑功能是否正常,与脑髓是否充盈有关。

而脑髓是由肾脏的精气化生而来的。随着人体的衰老,肾气虚衰,肾精不足,脑髓空虚,故而患者容易迷惑健忘。

此外,脑髓功能的发挥,还有赖于心、肝、脾、肺四脏。心主血脉,上行注于脑络以养神明;肝气不畅则肝血不足,精血同源,血虚则精少,髓海失于精血滋养,则神明功能低下;脾胃化生气血,滋养脑窍。

肾虚、衰老、情志不调等因素,可使脏腑失调,进而引起人体气血津液运化失常,如水湿不化则湿聚生痰、血运受阻则停而为瘀等。痰、瘀属于"实邪",可蒙蔽脑窍,从而影响人们的记忆、思维。

认识二:本质是'本虚标实'

本虚标实,意思是疾病的根源是虚证,源于肾精不足、髓海亏虚;而标实,即虚证又引致了实邪的产生,患者也会有实证的表现。

我国曾有一个大型中医痴呆症候分型研究,将痴呆分为七种证型,同时又可以归为虚、实两类。

●**虚证包括三种**：髓海不足证、脾肾两虚证、气血亏虚证。

常见症状：少气懒言、神疲乏力、食欲减退、大便似溏泥、腰膝酸软等。

治疗：多用补气养血、滋补肝肾、填精益髓之效的中药。如七福饮、归脾汤、左归丸、还少丹等。

●**实证包括四种**：痰浊蒙窍证、瘀阻脑络证、心肝火旺证和毒损脑络证。

常见症状：痰多、口吐涎沫、肌肤干燥、面色黄黑、口唇紫黯、急躁易怒、口干口臭等。

治疗：多用化痰开窍、活血化瘀、清热泻火之效的中药。如洗心汤、涤痰汤、通窍活血汤、天麻钩藤饮、黄连解毒汤等。

所以，中医治疗的关键在"辨虚实"。

不过，痴呆老人，常见虚中挟实、实中见虚，所以最重要的是分清标本虚实的主次。

案例：

70岁的老先生，记忆力、言语理解力都不如同龄人，自述口干口苦，大便秘结，入睡困难，每天天不亮就醒，难以再睡。家人则说，老人就爱藏废弃东西，如旧毛巾、旧报纸，而且不能说，劝他几句，他就会"点火般"反教训家人。

西医诊断：轻中度阿尔茨海默病。

中医辨证：心肝火旺，其口干、失眠、急躁易怒等，是典型的实证表现。

治疗时，在服用治疗阿尔茨海默病同时，采用"清热泻火"治法，以黄连解毒汤为主方，加以通便、安神药物。

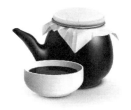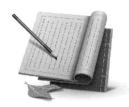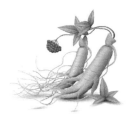

14 付中药后,老人睡眠明显改善,特别是入睡好,而且发脾气次数少,认知水平则比较平稳。

此后,继续服用中药,其他"有火"的情况都不明显,只剩下"本虚",仅表现为记忆力不佳;加大补肾益髓类药物的用量。

后来,老人记忆力、言语理解力等认知功能都比较稳定,没有出现大幅减退,甚至有改善,可以跟朋友简单聊天了,还愿意主动做些家务,如擦桌子、扫地。

虽然治疗没能治本,但生理性不适基本消失,自身功能得以改善,家人的护理难度也降低了许多。

问题:传说中的补脑食品,中医怎么看

【猪脑】

猪脑性寒味甘,可补脑益智。

【核桃】

核桃仁性甘温,常用于治疗肾虚腰痛、虚寒喘咳等,为补肾良品,可以"补脑"。但多食生痰,中医书《千金食治》里提到,多吃核桃仁,会"动痰饮,令人恶心,吐水吐食"。经辨证为阴虚火旺的,或有痰热咳嗽、便溏的痴呆患者都不适宜食用。

【银杏】

银杏也称为白果,是银杏树的成熟种子。在中医里,它的主要功效是化痰定喘、止带浊、缩小便,并非专门的"补脑"药物。有些人可能听说过一种医生开给老人的银杏叶制剂,其活性成分是银杏黄酮等,但在银杏果中这些活性成分的含量很少,不推荐用于健脑。

【坚果】

坚果含有大量不饱和脂肪酸,有保护血管、调节脂质代谢、减少心脑血管疾病的作用,这也可理解为"健脑",但每天不宜多吃,50~100克足够。

小结

（1）痴呆只是表现,应尽可能找出病因,对症施治!
（2）对AD的治疗效果评价,进展慢、功能在都算好!
（3）痴呆的治疗是一场持久战,药物治疗只占其一。

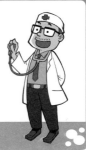

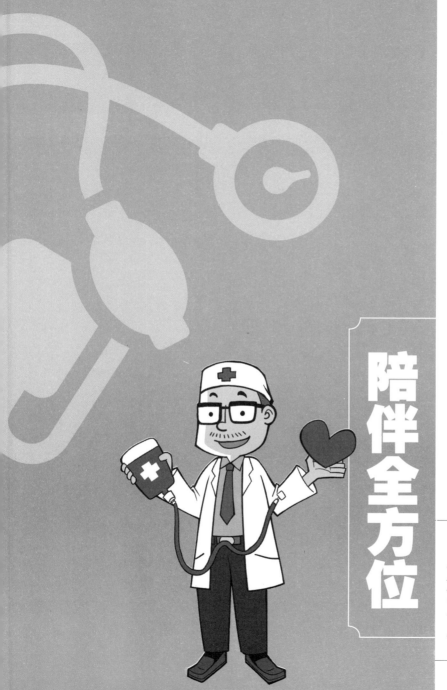

陪伴全方位

照护篇

PART 1 ▶
接受和准备

接受家人**生病的事实**

当亲人罹患了老年痴呆症，人们往往难以接受。

他那么博学，怎么说痴呆就痴呆了？

他原来多么能干、得体，现在也不过是记忆差了些，怎能想象他也会变得邋遢糟糕，甚至可能有一天连大小便都难以自控？这一定是错了，得继续去找别的医生看看，他会好起来的。

找到让亲人发病的原因，是正确的做法。但是，如果这就是事实，没有比接受事实的心理准备。

接受事实不代表绝望与放弃，也不代表盲目乐观。虽然我们对疾病了解得还不够充分，治疗上也并没有足以逆转病情的好办法。但不等于我们没有办法让他过得更好。

接受意味着从今天开始，需要重新来认识他，他的世界已经开始改变——只有这样，我们才能更加客观去对待他可能会发生的变化，并对这些变化有所预期。

前文已介绍了老人在不同阶段可能出现的最坏情况及应对方法。当我们对可能发生的事情有所预期，那么当情况真的发生时，就不会慌乱和烦躁。看上去糟糕的事情不少,但也有许多老人家的实际情况要好一些。

接受也意味着,家庭的角色就要发生变化,家庭生活也要重新规划。

例如,他是独立生活,还是和家人一起生活? 如果老人独立生活,安全问题如何保证?

中晚期无法独立生活后,主要的照顾者是谁? 为了应对可能发生的情况,如安全意外、走失等,需要做好哪些准备? 因为病情可能不断加重,如果**有财务**方面的问题,应该在老人清醒的时候,做好准备,或者选定委托处理的人选。

如果您已经决定,作为他的主要照顾者,这 8 条,从现在开始,时时记着:

❶ 他病了,许多不可理喻的事情,是病导致的,不是故意的。

❷ 他出现这些言行,是不是有什么触发的原因,比如环境。

❸ 不要去纠结事件本身的对错。不要争论。

❹ 不要轻易对他说不,他的感受比事实更重要。

❺ 了解那些可以让他安静或可能激怒他的事件。

❻ 尊重他的自尊心。

❼ 不要太纠结他每天在失去什么,更多关注他还保留着什么能力。

在漫长的照顾过程中,照护者还需要自我调节,适时寻求帮助,允许自己有喘息机会。

只有照顾者快乐,老人才能快乐。

里根与撒切尔夫人的准备

这是全世界最出名的两位老年痴呆症患者：美国前总统罗纳德·里根与英国前首相撒切尔夫人。

他是世界公认的政治友人，从 1981 年到 1989 年，媒体常用水乳交融来形容白宫与唐宁街十号，而他更是有过生死契约的病友。

1994 年，里根 83 岁的时候，医生诊断他患上老年痴呆症，里根自知此症无法好转只会日趋加重，会忘掉所有的人事。于是，他写信给撒切尔夫人，希望有朝一日他能出席自己的葬礼。撒切尔夫人答应了。

2000 年，撒切尔夫人的记忆力也明显衰退，他也患上了老年痴呆症。他也想到里根，想到自己对他的承诺，担心届时不能出席里根的葬礼，于是，请人帮助录制了一段在里根葬礼上的悼词。

2004 年，里根逝世，此时的撒切尔夫人，确实由于老年痴呆症已经很严重，不能参加葬礼。于是，在华盛顿，里根的葬礼上，撒切尔夫人提前录好的悼词，被公开播放了出来。

故事告诉我们的是，在早期得知自己或者家人的病情时，很多事可以提前规划，这样，会少许多遗憾。

"我怕我自己以后忘了，所以有些事我现在就准备好。"

一位得知自己患病的老人如是说。

改造一个
温暖安全
的家

家居改造是准备工作之一。家有老人,家居布置整体上主要考虑的是老人方便活动,又防摔防撞的安全性。

家有 AD 老人,则还需要有更多细节的考虑,减少可能发生的状况,减轻照护负担。

AD老人的家居安全

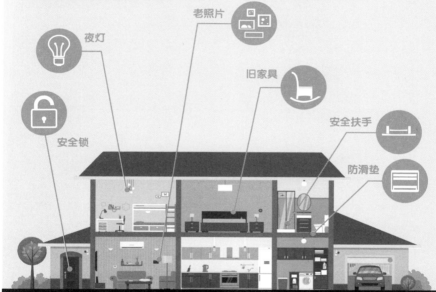

夜灯

老照片

旧家具

安全扶手

防滑垫

安全锁

近年热播的住宅改造电视节目中,总会提到一些为父母改造的案例,特别在老龄化特别严重的日本,改造者都会提到的需求是:物品不要一味扔扔扔,改造的目的是宜居,在方便使用的同时,保留一些老人的记忆痕迹。

这对我们是一种启发。

家居改造的基本要求

（1）有家的氛围。

（2）尽量少变化，不管是装修风格还是家具摆放位置。

（3）视野开阔，无遮挡。

（4）早中期的 AD 老人，应考虑他的隐私。

（5）安全保证。

家居安全的 10 个基本措施

（1）家中通道尽量减少杂物，免得绊倒；最好不要铺地毯，如一定要铺，则注意不要卷边。

（2）家里如有门槛，一般不要超过 3 厘米，门槛尽可能采用比较鲜艳的颜色。

（3）居住高层要加装护栏。

（4）浴室、洗手间地面要干燥、防滑，或铺上防滑垫；选用坐式马桶，并设有扶手架。

（5）厕所与卧室里，最好设有紧急呼叫机。

（6）在床的两边设护栏，防止坠床。如果已经需要长期卧床，经济允许的情况下，尽量选用多功能护理床，方便翻身、平卧、半卧、直坐等姿势，还可对腿部的角度进行调节，预防褥疮。

（7）如有条件，通道墙边尽量多设置扶手，并保持扶手的连续性，便于老人通行。

（8）把剪刀、绳子、火柴、灭鼠药等危险物品收好。

（9）夜间走道保留小夜灯，如果行走不方便，夜间尽量使用尿壶接尿。

（10）中期老人出现游荡的时候容易走失，这时家中应适当加强安全和封闭，有条件最好安装信号系统。

针对 AD 老人的家居温暖改造

AD 老人易忘事忘人忘物

不随意改变房间布局;悬挂或放置能唤起记忆的旧东西,如老照片、老纪念品。

AD 老人有视觉障碍

房间色彩尽量明快;增加视觉提示:如门槛、洗手间、马桶等特殊地方,要有鲜明标志;时钟和月历摆放在显眼的地方,以此提醒患者的定向感。

AD 老人爱游荡

保持通道没有障碍物;设置通道夜灯。

AD 老人易忘记现在的自己

房间里不要放置大面镜子,家具要避免用玻璃或镜面玻璃家具;因为到了中晚期,他可能不认得现在的自己,看到镜子会发慌。

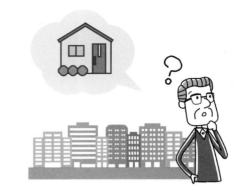

请你回家:
防走失指南

案例 2016.10.27

　　一位老年痴呆症患者的家人在一个患者家属微信群里发出一则寻人启事:"万能的朋友圈,我先生走失了,请帮我转发。

　　坐标是北京朝阳区,走失时,老先生仅仅穿了一件绒衣,北京正下中雨。后来在监控中看到,他的绒衣已经湿透。

　　30 日晚,北京大风降温。晚间最低温度已是零下。家人还在疯狂寻人。

　　11 月 1 日,终于有了消息,老先生在通州某个救助站被发现。在前一天,老先生执意想上一个私家车,车主报了警。

　　寻人历时 100 个小时。

　　幸运的是,老先生在整个历程中接受了诸多帮助,他没有受凉,脚上还穿了新鞋。除了黑了点,瘦了点,他的精神状态还可以。

　　但这样的幸运,不是所有走失的老人能遇到的。

　　一些老人,从此没有回来。

　　一些老人,被发现时已伤残病故。

在走失之前，他常有"游荡"

游荡行为

为什么用的是"游荡"这个词，因为老人们并不完全清楚自己的目的，也可能并没有能力去到达目的地，就这么随意走着。60%左右的失智老人都会发生游荡，很多人还反复出现。

以下是一些游荡行为的初期表现：
- 烦躁不安。
- 有来回踱步的行为。
- 很难找到熟悉的地点，如浴室、卧室、餐厅。
- 寻根究底熟悉的人的去向。

外出游荡的原因：

虽然游荡本身是没有目的的，但是家人如果能细心观察，还是可以发现一些原因。

1. 外在原因

所处环境太过嘈杂，或有人出言让他不悦、烦躁。

来到陌生环境中，周围都是陌生人，让他觉得恐惧或不安。

环境本身带来身体的不适，太热或太冷。

2. 自身原因

记忆退化，本来只是想去如厕，却游荡开了。

记忆障碍，突然想起需要去办事（可能想起年轻的时候，要去上班）。

3. 感到无聊

活动少，精力过剩，需要消耗掉。

应对：如果能判断出这些原因，就可以据此做出应对，减少游荡

● 在特殊环境中及时发现异常情绪，并且带离。

● 参与一些简单家务。

● 定时陪伴他外出散步，增加日间活动，消耗他过剩的精力。减少游荡，也促进夜晚睡眠。

如果这个行为没有被及时发现，很可能紧接着，就是迷路、走失。

防止老人闲逛走丢的清单

1. 借助家居设备

● 把家里最外面的大门上锁，装发声装置。

● 有条件的话，在家里安装智能家居电子识别系统，当有人进入家里或者离开，可以实时手机通知家人。

● 让家的布置更有归属感，不轻易变动摆设位置，摆放他熟悉的老照片、老物件。

佩戴黄手环

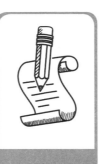

身份识别
卡片和
联系电话

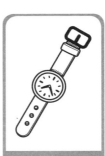

有定位功能
的手表或
通讯设备

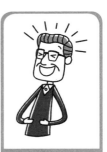

找到啦！

2. 借助可穿戴身份识别信息

- 随身带一个身份识别卡片，上面写有老人姓名和家人的联系电话。
- 黄手环或其他手链。
- 具有定位功能的手表或者其他随身设备。
- 在他常穿的外套缝上联系方式。

3. 方便寻找的措施

- 请求邻居及小区管理人员帮忙留意行踪。
- 准备一张近期特写照片，有条件甚至可以每天早上用手机拍一张。
- 了解老人平时常去或者想念的地方，如超市。
- 熟悉住所周边可能有的危险场所，如池塘、水库。

注意：外出期间随时陪伴，尤其是在人多拥挤、有多个出入口的地方（如超市、医院、公园、公共厕所等），您务必紧握老人的手，以免走散。

走失了如何找人

- 借助监控视频。
- **借助所有可能帮助的人**：报警、小区管理人员、邻居、周边环卫工人、绿化工人、周边街边商店、移动摊贩等。
- **线上平台**：网络平台发布寻人，带照片的朋友圈寻人，微博，媒体。

注意：找人时，别忘了先在家附近仔细寻找！

有时家人全程寻人几天，最后却在家里最近的地方发现了亲人的尸体，这样的悲剧我们一定要避免！

提醒：找到人后，不要指责。

找到人后，尽量平静安慰，不要指责，并带患者回到熟悉的地方；为其彻底清洁，并检查身上是否有外伤。

日本：贴个二维码防走失

二维码已经是我们所熟悉的事物。

在日本东京北部的入间市，有一家公司，研发出一种标签系统，通过将包含个人信息的二维码粘贴到使用者的手指或脚趾上，来追踪走失的认知症老人。

这个只有1平方厘米大小的贴纸上印有二维码，包含着用户的地址、电话号码以及身份证号码。通过扫描二维码，警方可以获取个人所在的地方市政厅、联系电话以及个人信息等。

比起此前给失智人士的其他标签，这个二维码可以贴到指甲上或袜子底下，且是防水的。

这些公益组织或平台帮助找人

 今日头条的头条寻人

滴滴

 百度寻人贴吧

 腾讯——中国儿童失踪预警平台

 腾讯寻人平台

 公安部——钉钉团圆系统

我们每个人都要关注那些佩戴黄手环的老人，如果看到带黄手环的老人独自走在街上，或无助地一个人坐在某个角落，请拿起你的手机，拨打黄手环上的电话号码，联系他的家人，帮他找到回家的路。

PART 2 ▶
早、中、晚期照顾重难点

照护的**基本原则**

在老年痴呆疾病发展的不同时期,老人的表现及碰到的问题是完全不一样的。

在照护的过程中,要了解本时期老人身体情况、认知受损程度和残存能力。对可能发生的状况,有所预知,对老人渐渐失去的能力,提供恰当的援助和护理;对残存的能力,则要想办法让它保留得更久一些。

基本原则:

●固定的时间做固定的事:保证老人的日常生活(洗澡、起床、穿衣、吃饭、上厕所、睡觉)尽可能规律,这对照护者也是一种方便。

●在老人需要帮助时,给予简单的指令,但要鼓励其独立性。

●注意维持老人的尊严。

●任何时候都要避免与老人产生矛盾,不要争论和批评。

●保证老人的居家安全和出行安全。

●定期记录老人记忆力、日常生活能力、异常精神行为的变化。

对可能出现的让人崩溃的场景有所预知

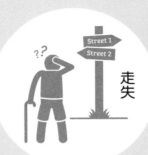
走失

脾气暴躁

日夜颠倒

大小便失禁

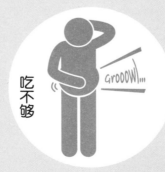
吃不够

不愿吃

早期照顾

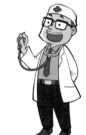

在这个阶段，老人虽然自觉记忆下降，或者别人看得出他经常忘事，偶尔也会有一些难以理解的行为出现，但他仍然具备独立的日常生活能力。借助医疗方法以及良好的锻炼方法，尽量延长这个时期，是让患者和家人生活质量得到保证的关键。

本期症状：

- 健忘，特别是刚刚发生的事情。
- 有时在与别人沟通过程中，突然找不到适当词汇。
- 偶尔出现在熟悉的地方迷路。
- 记不起时间，包括年、月、日。
- 做决定和处理个人财务存在困难。
- 一般的家务没有问题，需要规划性的家务如多人晚宴，变得困难。
- 变得不活跃、被动，兴趣减少。
- 有时情绪低落，有抑郁或焦虑倾向，有时易怒。

照护重点：及时就医，做好生活规划；积极训练，保留能力。

照护难点：不愿意去看病。

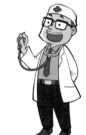

"我又没有病，干嘛要去医院！"

当疾病还处于早期，老人觉得自己只是记忆不好，老了而已，根本没什么不舒服，不需去看病。另一方面，也有可能是他没有病识感。

如果家人一再劝说，并且在他面前强调他有病，老人还会觉得烦躁、受侮辱。

委婉地劝说

奶奶，年纪大了，记忆力会越来越不好，我们一起去找医生，看看有没有一些健脑的方法吧？或者开一些健脑的补品，免得以后越来越差。

我又没有病，干嘛要去医院？

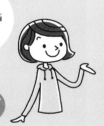
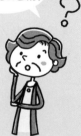

我们看看医生有没有一些健脑的方法或补品吧。

老了记性肯定差，看什么病？

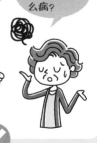

你看你都这样了，还不去看，等着痴呆吗？

我没病，不去看。

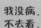
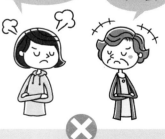

如果老人还是不愿意去,可以先给他做一个简单测试,例如前文说过的简明痴呆量表 MMSE 或让他做一个画钟试验。

注意:

不管是用什么方式劝,好态度最关键。一方面是要尽量平静,如果家人都表现得忧虑和惊慌,就很难让老人平心静气,反而会因为害怕而逃避治疗。

不要带着指责的口气,"看你都这样了,还不去看病",效果自然是不好的。

就医时,如果医生问起一些异常表现,老人出于自尊或者没有病识感,极力否认时,家人也不要强行争辩,尽量委婉表达。

早期照护 **康复清单**

在这个时期，老人的日常生活，包括进食、洗漱、大小便都没有明显问题，甚至还能照顾家人做一些简单家务。

不必过多代劳或者动手帮忙，这样不但可以锻炼老人的功能，也让他的自尊心得到尊重。

早期AD患者的日常康复

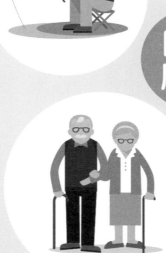

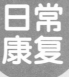

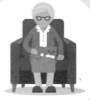

日常康复

家人要留意或者适当援助的清单

（1）适当提醒。

（2）创造一个利于他进行日常活动的环境。

（3）即使要提供帮助，也要注意不动声色，他的自尊心和隐私都需要尊重。

（4）三餐定点，从现在就养成习惯；饭食要较之前柔软，防止烫伤。

（5）留意老人是否有如厕困难的迹象，如马桶周边有尿渍，裤子偶尔会弄湿。洗手间要加上扶手，帮他购买容易穿脱的裤子。关键是发现问题，提供让他更加方便的环境和条件。

（6）了解老人洗澡是否有困难，尊重他的隐私，可以询问是否需要在某些环节（擦背）提供帮助。

积极提醒老人进行康复锻炼

（1）鼓励他坚持原先的兴趣爱好：画画、园艺、乐器等。

（2）没有特殊爱好的，坚持进行简单家务活动，特别是需要动用手指的精细活动。

（3）鼓励他更多地参与社交活动，也可以帮忙组织老年朋友或亲戚来家里活动。

（4）鼓励他进行更多的体育锻炼，家人可适当陪伴，也利于从中发现老人是否有躯体障碍。

（5）和他看看老照片、老视频，鼓励他讲讲年轻时的生活，有益记忆保存。

中期照顾

　　疾病发展到中期,很多记忆以外的异常表现开始突出了;难以独立生活,日常生活各个环节都可能有状况,基本上都需要援助。

　　同时,异常行为的出现及各种药物的使用,也使得这个时期最容易有走失、摔倒等意外发生。

本期症状:

- ●忘事更厉害,连熟悉的人的名字也开始忘了。
- ●难以理解时间、日期、地点和事件。
- ●可能在家里或熟悉的家附近迷路。
- ●沟通困难增加,有时理解不了其他人的简单言语。
- ●如厕、洗漱、穿衣需要他人协助。
- ●出现徘徊行为。
- ●出现性格明显改变及异常精神行为,如暴躁、恍惚和反复提问、紧紧抱住东西不放、幻觉。
- ●睡眠障碍。

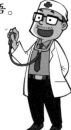

照护重点:需要动手帮忙,减少突发事件;不要剥夺他残存的能力。

照护难点:吃喝拉撒睡都可能有状况,情绪也有问题,照护需要耐心和技巧。

康复护理：

- ●为老人创造安全环境及规律作息。
- ●协助他的日常衣食住行每个环节。
- ●防走失。
- ●鼓励并陪伴其进行简单社交。
- ●鼓励并陪伴其进行肢体锻炼。
- ●鼓励并陪伴其进行回忆训练。

吃饭，也是一场战斗

AD 老人如同小孩。哄孩子吃饭是个大工程,对于进入中晚期的 AD 老人来说,顺利吃饭也可能是一场战斗。

吃饭护理过程的对与错

(1)选择合适的餐具:大手柄的碗、调羹;颜色鲜艳(与家人区分);桌面加防滑垫。

(1)使用筷子和叉子。与其他家人一样的餐具。

(2)准备易消化的食物。

(2)过烫、带刺、带骨、容易滑落、容易黏住的食物。

(3)吃饭时保持安静;把饭菜放到他的眼前,否则他可能吃不到。

(3)种类过于丰富(选择不了);坐在电视前(分心了);在他面前移动盘子。

他可能面对桌子上的东西，无从下手；拒绝喂饭，但是筷子用不好，开始用手抓；可能不肯吃饭，也可能总也吃不饱一样；可能坐在桌子上，什么动作都没有；也可能弄得一片狼藉。

让AD老人好好吃饭的原则

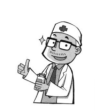

● 在固定的时间和地点吃饭。
● 记住老人饮食的习惯和喜欢的食物。
● 能吃就尽量不喂，珍惜他残留的功能。

可能遭遇的吃饭问题及应对方法

1. 用手抓

如果患者不会用筷子，试着给他勺子，把饭菜都放一个碗里，并捣碎搅拌均匀，方便患者进食；如果已经只能用手，试着把食物做成合适一手抓、一口吃的形状。

虽然和家人一起吃饭，对老人来说是一件好事，但如果老人已经只能手抓或者其他异常动作，影响其他家人进食，可给他留出独立的进食环境，仍然让他自己进食，从维护功能的角度，用手抓也比喂要好。

2. 吃完又要吃，总吃不够

他似乎已经不懂得饥饱的感受，一餐吃很多，或者明明刚吃过饭，又嚷着要吃。这时，可行的做法是，引开注意力；如果频繁出现，也可以将一天大概要吃的量分成更多份，让他进餐的次数更多些。

为了减少照顾者的家务量，可以备一些水果或安全的零食，在老人嚷嚷还要吃的时候，给他。避免让老人在非吃饭时间看到食物。

3. 不肯吃饭

首先要看看他是不是已经忘记要吃饭，或者忘记怎么拿筷子拿勺子,这时只需要一个示范就好。

　　但如果他是真的不吃,不要强迫。需要一些技巧,像哄小孩吃饭一样,准备颜色丰富的食物和喜欢的餐具。在没有办法让他正常进行一日三餐时,尽量让其食物更高蛋白、高热量。

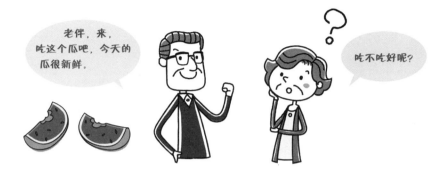

4. 乱吃东西

　　跟孩子一样,痴呆的老人也会随便拿东西往嘴里放,吃完饭吃盘子,吃纽扣、钥匙甚至吞针。强行制止经常会适得其反。要将所有危险的东西放在老人接触不到的地方。

小知识

换个漂亮餐具吧

　　美国波士顿大学的一项新研究显示,颜色鲜艳的杯子及盘子有助于增加晚期老年痴呆(阿尔茨海默症)症患者的饮食。

　　研究人员发现,当把白色的餐具换成红色时,患者的食量增加了 24.6%,饮水量增加了 83.7%;当把白色的餐具换成蓝色时,患者的食量增加了 25.1%,饮水量增加了 29.8%。相关人员认为,颜色鲜艳的餐具可帮助老年痴呆患者提高视觉差异的灵敏性,有助于改善晚期患者的营养状况。

睡不好，**安稳一宿的技巧**

AD 老人在中晚期常出现的睡眠问题：入睡困难；早起；起夜次数多，夜间出现徘徊，而这又增加了夜间跌倒的危险。

助他好睡眠的对与错

 ✅

（1）白天活动时间长一点，卧床时间短一点；白天多晒太阳，保证足够的户外活动，消耗体力；

（2）晚餐较午餐清淡；晚上保持环境安静，房间温度适宜，床铺干净舒适。

（3）向医生了解是否有影响睡眠的药物；咨询是否可以使用促进睡眠的药物。

 ❌

（1）睡前太劳累或太兴奋。

（2）喝茶、咖啡、可乐等。

（3）睡前和家人起争执。

夜间睡不好会带来各种不好的后果,比如夜间起夜次数多以及徘徊,本身就增加夜间跌倒的危险。由于睡眠质量差,老人白天精神疲惫或易烦躁,异常精神行为增加。家人也因此没办法睡个安稳觉。

解决睡眠问题的原则

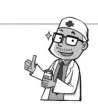

- 白天活动多一点。
- 晚上上床睡觉时间固定点。

问题:像小孩一样怕黑不敢睡觉怎么办

可以拉上窗帘,避免风吹动。在卧室开一盏夜灯,跟他强调,家人就在隔壁。需要起夜的,应在走道安装小夜灯,一方面照明防止跌倒,也可以避免他怕黑。

小 知 识

侧睡好处多

有研究认为,侧睡在大脑排毒(Aβ 淀粉蛋白)方面有促进作用,更有利于保持大脑健康。

另一方面,侧睡本身对那些有呼吸暂停综合征(打鼾)的人,更能减少仰卧时缺氧的问题,使得大脑获得更多氧气。

可以适当让老人侧睡。

穿衣，
从了他
的任性

随着病程进展，AD 老人在选择衣服
及适当穿戴方面，也会遭遇困难。

如穿脱动作难以完成，或选择困难。

选择合适的衣服对与错

✔

（1）式样简单；宽松（比正常大一码）；双面都能穿的外衣。

（2）拉链；松紧裤。

（3）一脚蹬懒人鞋。

✘

（1）设计复杂；紧身；套头衫。

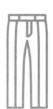

（2）纽扣；皮带裤。

（3）系带鞋。

早中晚期照顾重难点

解决穿衣问题的原则

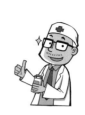

● 养成固定时间起床、穿衣的习惯和模式。

● 减少选择的机会,但是尊重他的选择。

● 鼓励老人自己穿,可以简单指导。

可能遇到的难题

1. 不懂得季节,非要穿反季的

先听他的,待会再换。把过季的衣服转移到他视线之外。

2. 坚持要穿刚换下来的衣服

不要争论,顺从他。如果发现他是喜欢这一件,给他多买几件一样的)。可以选择合适居家与外出的运动服。

3. 照镜子很惊慌

本质上,这是因为他已经不认识镜子中这个衰老至此的老人,如果这样,把镜子撤掉吧。但如果没有困扰的老人,可以在他梳洗整齐后照镜子,感受更好状态的自己。

4. 不愿意动腿或举手

检查一下,是不是肢体某处有疼痛。

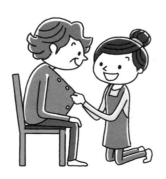

洗澡，
请维护
他的尊严

　　不少护理人员反映,帮助老人洗澡是最大的挑战。

　　不仅烦琐,还烦心。

　　他自己不会,却不让帮。

洗澡环境的对与错

✔

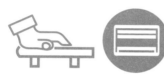

（1）在浴室安装扶手、放置防滑垫。

（2）在浴缸中或淋浴处使用座椅。

（3）先测试水温、水压。

✘

（1）地上有积水。

（2）单独留老人在浴室。

（3）水温太高。

顺利洗漱的原则

●保持固定时间洗澡的习惯,选择老人一天中最安静愉悦的时间。

●让最熟悉的同性照顾者来帮忙。

●根据老人自理能力保存程度,可以分步指导,但能自己做的让他做。

●尊重他的隐私,适当遮挡。

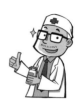

可能遇到的难题

1. 不愿意洗澡,很抗拒

了解抗拒的原因,是否自己难以完成,家人帮忙又觉得难为情?可以让他穿着衣服进浴室,湿了后再脱下湿衣服;擦洗时,用毛巾为他遮盖私密部位。情绪不好就等一会,情绪稳定后再说。每次洗完澡,给予鼓励,强化舒服的感觉。

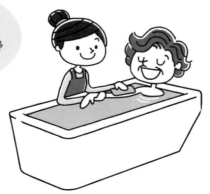

妈妈,你看,这样洗完澡干干净净是不是很舒服?

是啊!

2. 找不到自己的洗漱工具

将老人的用具和其他人区分开来,否则他会无法从中认出自己的。

3. 不肯刷牙或不会刷牙

用棉棒沾盐水擦洗;每次饭后漱口代替。

4. 洗脸有苦难,拒绝帮助

试着从后面或旁边进行帮助,面对面洗脸,老人可能会觉得难为情。

吃药可能出现的**危险**

老年人本身可能患有多种慢性疾病，需要长期服药，且服用的药物种类和数量都很多。

一般老人尚且有时候会混淆，AD 老人如果需要同时服用不同药物，就更容易出现误服漏服的情况。

可能出现的问题及解决办法

1. 混淆各种药物

对策：列出药物清单，并把每次吃的药分开、放进小盒子里。

2. 忘记服药

对策：利用一格一格的药盒，来提醒老人"空盒"代表已经吃过；也可以在药盒上直接写明日期和服用时间。

若是已经退化到药盒和时间也忘了，可以试着设定闹钟，把闹钟和药盒放在一起，让他循声而去，看到药盒，便能想起该吃药了。

3. 不记得是否吃过

对策：服药时，要有人在旁，帮助老人将药全部服下，以免遗忘或错服。即使他自己说已经用过，也不能尽信。

4. 误服

如果认知障碍严重，还有抑郁、幻觉，乱吃药的危险较大。

对策：要将药品管理好，放到老人接触不到的地方，每次由家人拿给他。

5. 不愿服药

对策：耐心说服，药吃下后，一定要让老人张开嘴，确认是否咽下；如果难以说服，也可将药碾碎放在饭中。

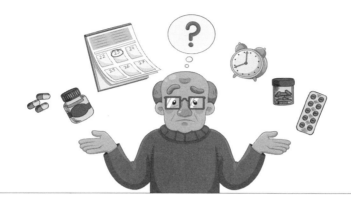

提醒：

老人开始服用一种新药时，要注意其反应，因为老人可能已经不能准确描述自己的不适，因此只能靠家人观察记录，并及时反馈给医生。特别是服药后出现烦躁、兴奋、嗜睡等，要及时就诊。

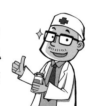

让我和你**好好说说话**

是空壳还是珍珠

他越来越难以表达自己的想法，前言不搭后语。

他也越来越难理解别人对他说的话，甚至总是发生误解，因此而恼怒。

与他对话变得越来越难；别人的问话他不予回复，却随意打断别人的话。不流畅的沟通，会让别人厌烦，也会让他自己恼怒，甚至因此口出恶言。

有人将中重度老年痴呆症老人比喻为一个"空壳人"，因为他已经没有了记忆，没有了理解，没有了关怀。

但是，也有人认为，他其实可能是珍珠，只不过有着难以打开的外壳，如果我们用耐心和技巧去打开这个外壳，可能发现里面有珍珠。

这个技巧，就是交流的方法。

足够理解，听出他话中的情绪

日常交流最首要的任务是明白对话内容，不过对于失智的老人来说，识别语言背后的情感，了解谈论的话题是令他感到高兴、沮丧或不安，往往更加重要。

怎么识别这种情绪呢？

例如，一家人在公园里游玩，老人情绪愉快；但是当他看到湖水时，突然就表现出害怕。这也许是因为小时候有落水的经历，他记起来了,而且以为正在当时。

增进交流效率的做法

●**说话态度平和**:用平和的语调,轻柔的声线。有意放低声调,太高的声调可能会让他觉得烦躁。说话者的情绪和态度,他是可以感受到的,能让老人感受到善意和爱意,会减少许多冲突。

●**不要把他当孩子**:他的行为有时候已经退化得像个孩子,任性且难以沟通,但却仍然需要一个成人的尊重,这种受尊重,他能感受得到。这也包括不要在人前谈论他的情况。

●**谈话中避免用"我""你""他"和"她"这样的代词,明确说出人名**:见面时,走到他的正面,先介绍自己,这是礼貌,也可以帮助老人进入状态,并且能让他感受到自己在何处、自己的身份,情绪将会更加稳定。

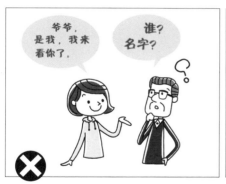 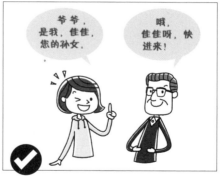

●**希望他选择的事情,每次只问一个简单问题**,复杂的选项也许会给患者带来压力。

●**希望他执行的事情,不要问好不好,直接说"你要"**:特别是碰到一些老人可能不愿意做的事,如刷牙、洗脸。心平气和地告诉他你的要求,而不要以发问的方式,这样可以避免争吵。

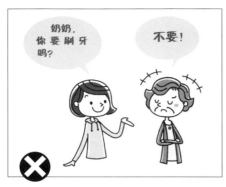
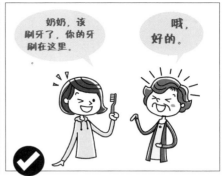

●**不要用否定句，用明确的肯定句。**

●**放慢讲话速度，等待他的反应：**记忆力受损的老人反应速度也会慢很多。只能耐心等待。

●**不要测试他：**老人记忆力不断下降，了解老人的记忆情况，是了解病情进展的手段；促使老人回忆过去，也有利于他保留残存的记忆。但是，不要让他感觉到自己在被测试，特别是提醒一些周围的人，不要总是带着戏谑的语气问他：你还记得我是谁吗？如果他不记得了，这会让他感到恼怒。

●**借助一些肢体语言及其他动作：**如握住他的手、用胳膊搂住他的肩膀等表达赞许；说话时直视着他；看看他的注意力是否在你这里。如果他的身体语言表明他的注意力不在你这里，过几分钟以后再试一次。

●**无论什么技巧，最重要的是显示出你在听：**当我们显示出听的姿态时，就是在告诉说话者，他的话是值得去听的，这是一种为人基本的尊重。这样的尊重对失智的老人一样重要。家人倾听的行为有助于防止"自我丧失"感，他可以借此证实他的社会身份。

交流过程中常见的问题

问题1：理解力下降，总是难以明白其他人说的话。

跟他说件事很费劲，总也不明白。

可以这样做：

（1）选择安静的环境，嘈杂会让他难以集中注意力。

（2）尽量用简单词、短句。给他足够的时间去理解和回应。

（3）使用方言、俚语可能更有助于患者理解。

（4）强调一个句子里你最想引起患者注意的关键词，比如"这是您的眼镜"

（5）说话内容：明确、简单，每次只触及一个内容，如天气。

同样，问问题一次只问一个问题。一次性问他太多问题，可能会给他带来压力，让他觉得困惑。

（6）如果他没有理解或回应，稍等片刻，重复一遍，用同样的语气和方式，注意不要因此提高声线或者换一种说法。

（7）配合视觉提示，如让他拿东西，配合指向动作。

问题2：说着说着就生气骂人了。

家人可能会很惊讶，以前斯文的他现在因为一点小事甚至根本没有任何理由，就爆粗口，甚至用一些刻薄难听的话来骂人。要明白，他的异常行为可能是有一些潜在的原因，或是因疾病的变化。如果没办法立刻确定原因，首先要做到的是，不要跟着他着急上火。

可以这样做：

（1）暂时回避，或者引开注意力，说些可能让他愉快的话题。

（2）如果发现是他人的言行刺激了他，将老人带走，让他离开原来的环境，忘了刚才的事情。这个过程你可以用行为，如握握他的手，拍拍肩膀，表示关心和支持。

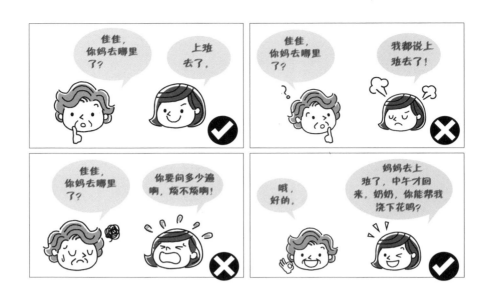

问题3：老是重复问同一个问题。

　　重复问本身也是病情的一种表现,家人要尽量耐心倾听,回答的时候保持一样的语气,就像第一次回答一样。即使你已经丧失耐心,也不要大声说"你已问了很多次!"这可能会引来更糟糕的后果。

　　可以这样做:

　　(1)首先,看看他是否听到了,因为他的听力和注意力都下降了。

　　(2)其次,他多问可能是因为不理解,因为他的理解能力下降了。

　　(3)保持平静语气,借助图片和实物帮助他理解。

　　(4)对他的不解,表示理解。

　　(5)找其他的话题跟他交谈,以转移老人注意力。

　　问题4：如果他对你的指令很迷茫。

　　可以这样做:

　　(1)首先指令要很明确,让他洗手就洗手,不要问你洗过手没有。也不要给他选择洗还是不洗。

（2）指令简单化，分解步骤。在一个动作未完成时，不要给新的指示，他会混乱。

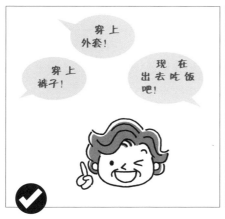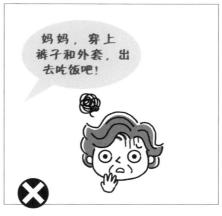

（3）给他一个启示的动作，如刷牙时，帮他挤牙膏。

（4）他的反应会慢许多，需要更多时间来消化这些指令。

若患者未能完成一个指令，可将它再细分为一个一个步骤，并让他专注同一个步骤，照顾者亦可作示范。

问题5：如果他找不到合适的字句

语言能力的丧失，会让老人无法用准确的词汇去表达自己的意思。

家人即使知道，也不用立刻告知答案，可以尝试推测他的意思，然后协助他用其他字词去表达，如给他提示，或者给他可选择的词汇。

精神行为异常：他疯了吗

出现异常的精神行为，是 AD 患者到了中晚期常见也让人头疼的问题，如果是其他类型的痴呆，如路易体痴呆，则可能在更早期有这些表现。

处理异常行为的对与错

（1）询问医生是否有药物的原因。

（2）转移老人的注意力；讨论老人感兴趣的话题；回忆一些愉快的往事。

（3）必要时服用相关药物改善症状。

（1）争论、指责或训斥；搬动老人熟悉的摆设或布置。

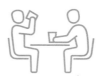

（2）看暴力和令人心烦的电视节目；喝刺激性的饮料。

（3）接触有伤害性的事物。

如果说慢慢失能,还是可以预测且慢慢能接受的事情,更让人抓狂的是异常的情绪与行为。

他可能莫名其妙发脾气,骂人,有暴力倾向。

他可能出现一些让人尴尬的本能,譬如亢进的食欲与性欲。

他可能疑神疑鬼,觉得很多人在仇视他,觉得儿媳妇总偷他的东西。

他这是疯了吗? 照顾者有时候不免这么想。

处理异常行为的原则

●每个难以解释的行为背后都有可以解释的原因,尽量找出来。

●了解和排除药物的影响。

●在多数情况下,转移注意力是有用的。

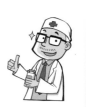

常见的异常行为处理

●**重复问一个问题,反复同个动作,如翻抽屉。**

可能原因:焦虑。

应对方法:让他安心。

行为本身如果不会对老人造成危害,尽可能避免指责和训斥,转移注意力也是有效的办法。

●**翻找、收藏东西。**

可能原因:保护自己所属物品;在藏物过程中感到愉快。

应对方法:没有危险的东西,无须干涉。

创造一个方便他藏的环境;对于他收集的东西,不要在他面前处理。

●**妄想幻听。**

有人想谋杀我;我的东西肯定被人偷了;窗外怎么有人说话;我

刚刚好像看到父亲了……

应对方法：避免和他争论他所见或所听到的事情的真实性。

如果他是害怕，安慰他；将老人注意力转移到其他话题和活动上；

带他到另外房间或外出散步，开阔、明亮的环境会让他尽快平复情绪；避免观看暴力或令人烦乱的电视节目；确保老人是安全的，没有机会接触任何他能够用于伤害人的物品。

●激惹，甚至有暴力行为

动不动就发脾气、斤斤计较、容易和别人吵架、可能会动手打人或者摔东西。

可能原因：被限制自由，被否定，误解他人的行为。

应对方法：首先排除药物副反应。

不要指责，告诉老人你能理解他的感受；保持室内安静，因为噪声影响老人情绪；也不要去嘈杂的公众场所；避免搬动老人熟悉的摆设或布置，特别是老照片等；收起危险品；转移老人注意力，如播放轻柔的音乐、和其聊聊愉快的往事等；症状严重老人应看精神科，按照医嘱，服用相关抗精神病药物控制症状。

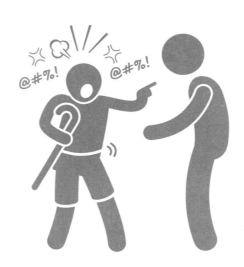

所有的技巧是基于对病情的认识所作出的调整。但是,无论什么技巧,耐心和理解始终是更重要的。只有理解和陪伴,了解他的生活起居,知道他需要什么,喜欢什么,讨厌什么,出现异常表现时也就更容易知道原因。

时时提醒自己,他的让人不适的言行都是因为疾病,不要给他的行为假设一些复杂的原因。他处理信息以及看待问题的方式已经和一般人不一样了。

小 知 识

灾难性反应

如果老人出现了激烈的情绪反应,与当时的情境完全不吻合——在一般人看来,在那样的情境下,老人如此激烈的反应非常夸张,似乎是专为挑事、过分挑剔的行为,就是灾难性行为给身边的人的印象。

一旦发生这样的行为,将对老人的病情带来不利影响,因此要尽量在灾难性行为发生前就制止。所以,要先注意了解哪一类事件的刺激,可能会让他产生灾难性反应。

最大挑战：二便失禁

当看着患了老年痴呆的爷爷将装着大小便的成人纸尿裤脱下来，很欢快地满屋子抛洒的时候，我吃惊得差点忘记了躲闪，要知道，爷爷原本是一所大学的校长啊！

父亲苦笑："真是小时候欠他的都还个彻底了。"

我觉得，只要人还在，一切再苦再累，也都能熬过去。只是这一幕，实在太挑战我的心理承受能力了！

——一位崩溃的孙子

和其他高龄老人出现失禁多是生理性问题不一样的是，AD 老人失禁还经常有别的原因。

例如：有尿意便意，但是忽然找不洗手间了，在徘徊的过程就失禁了；

动作迟缓，脱裤子太费劲，失禁了；

因为家人老跟着上洗手间，心里不舒服，索性不去了，失禁了。

处理失禁的原则

● 首先要明确是真的失禁，还是别的原因。

● 虽然这是让人抓狂的事情，但指责一点用都没有，甚至还可能引发过激的反应，会加重失禁的情况。

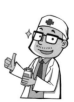

减少失禁的正确做法和错误做法

正确做法：

●提供在家里方便找厕所的措施：在卫生间贴指引性标志或图片或将卫生间的门和墙刷或贴显眼颜色；厕所内部用些颜色鲜艳的地毡放在马桶周围，以示区别；去卫生间的通道地面平整，尽量少家具和杂物，装上夜灯。

●不要经常改变房屋内家具摆设，减少患者找卫生间的难度。

●培养他固定时间大便，如早上，以及定时小便。

●外出的时候，应了解哪里有厕所，必要时带好尿垫。

●尊重他的隐私。

错误做法：

●饮太多咖啡、茶等。

●还没有真正失禁的时候，给他穿纸尿裤。

●失禁弄脏的时候，指责他。

●衣物穿脱不方便，如带皮带、扣子的裤子。

●还能自行如厕，却非要帮他脱裤子。

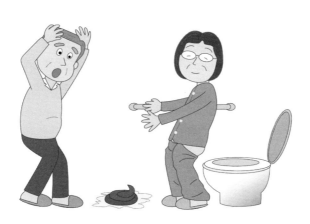

晚期照顾

　　由于大脑功能的严重衰退,患者各种行为发生退化,终日卧床,语言能力丧失,大小便失禁,甚至进食亦困难,一系列并发症如肺炎、尿路感染、褥疮、营养不良等可能随之而来。

本期症状:

- ●生活基本依赖他人照顾,几乎完全不活动。
- ●不能感知时间和地点;无法识别亲人、朋友和熟悉的物体。
- ●进食需要协助,甚至喂食,可能存在吞咽困难。
- ●大小便失禁。
- ●可能无法走路或者需要坐轮椅或卧床。
- ● 往往不能表达自己的需求,也不能理解别人话语。照料者需从老人的只言片语中或身体语言中领会老人的意图和不适表现。

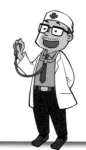

照护重点:生活全方位照顾,减少其他医疗成本。
照护难点:大小便失禁以及卧床带来的各种问题。

本期护理重点及问题

●喂饭,保证进食安全

　　到了这个时期, AD 老人可能已经丧失自己进食的能力,或者因为别的原因,导致无法完成进食这个动作,喂饭难以避免。

为老人喂食应注意:

(1)老人唾液分泌少,容易口渴,进食前,给他喝些水。

(2)注意每一口饭的量和温度。

(3)控制速度,咀嚼功能下降,太快很容呛到。

(4)如果喝水容易呛到,选择一些比较润滑的饮料,如蜂蜜水。

●卧床老人的护理方法

清洁变得尤其重要,如会阴部皮肤的清洁护理。还要定时给卧床老人翻身、拍背,防止褥疮的发生。

老人房间要定时通风。

给老人做一些肢体关节的被动活动。保持肢体的正常的功能,防止关节的畸形和肌肉的萎缩。

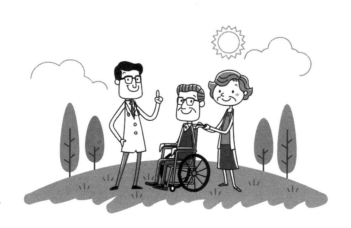

PART 3 ▶
照顾者的喘息与支持

"24×7" 的日子，照顾者也要减压

即使做好了准备，有满怀的爱，想好好照顾亲人，陪他走过最后的时光，照顾者本身，还是很容易疲惫、痛苦甚至崩溃。

如果说照顾一般患者，就是要无微不至地照顾他的生活起居；那么，照顾一个痴呆的老人，每天还有各种异常行为导致的烂摊子需要收拾。

例如：不好好吃饭，把饭菜泼的到处都是，身上也全是汤水；找不到洗手间，于是随地就解决了，地上、身上又有一摊事要收拾；迷路了，持续不断地寻找和焦虑。

另外，被照顾的老人，他并不总是会领情，甚至还会恶言恶语、动手动脚。

"每次在对他发脾气之后，又会后悔，觉得不应该对自己的母亲态度这么恶劣，他只是病了，但是时间久了之后，开始觉得疲惫，想放弃。"

很多照顾者自己身体也亮起了红灯，或因此长期失眠。不快乐的照顾者，本身就会导致护理质量下降，沟通不良导致和老人发生冲突，烂摊子越来越多，生活陷入恶性循环的深渊。

出现这 10 种情况，说明承压过重，该减减压了

（1）注意力没办法集中。

（2）易激状态，动不动就发火，不管是对患者还是其他家人。

（3）睡眠变差，很累却睡不好。

（4）生活热情下降，不重视自己的外表。

（5）感觉自己也记忆力下降。

（6）常有重复的动作或行动。

（7）忽略其他的家人。

（8）怀疑自己得了某些疾病。

（9）免疫功能下降。

（10）患心理障碍的风险性增高。

照顾者一定要寻求帮助，定时找到喘息机会

（1）如果觉得日常很多事情都无法做好，尝试找专门的医生或护士，特别是一些组织过病友会的护士，他接触了大量的患者和家属，可能会给你一些有用的建议。

（2）如果心情沉重无法透气，可以参与一些患友家属互助组织；你会发现，自己家让人抓狂的情形并不少见，听听其他人有用的应对措施。

（3）请其他亲友帮忙，如果经济许可，到了疾病中后期，可以选择相应的托老机构，或者考虑请护工来做日常照护工作。

（4）自己多学习一些照顾常识，对可能发生的事有所预知，对已经发生的事能合理解释，就没那么焦躁了。

"后来每次我烦躁的时候，我就告诉自己，现在他折腾，但有一天他连折腾都不会了，有一天，你想给他的照顾，都给不出去了，只能怀念了。"

这是一场漫长的告别,把尊重和爱留给他,把无悔留给自己。

致敬所有的陪伴者。

小 知 识

可以寻求帮助的机构

（1）社区支持机构。

（2）网络社群。

（3）医院记忆门诊医生组织的患友会。

（4）一些日托机构。

小 结

（1）保证安全，包括家居、外出。

（2）AD老人能做的，就让他做。

（3）只有快乐的照顾者，才有快乐的被照顾者。

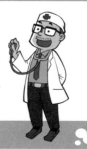

好生活，不痴呆

预防篇

25年，我们有的是机会

失智早在你确诊的 25 年前就发生。

——发表在《新英格兰医学》的一项研究指出，阿尔兹海默症被诊断的第一个症状出现的 25 年前，大脑及脑脊液已经发生变化。

就是说，在我们还很年轻的时候，AD 可能已经种下威胁的种子。而且，就目前的认识来说，这将是一个没有回头的过程。

如此说，是不是意味着防不胜防？

好在，25 年足够漫长。即使我们现在不知道怎样杜绝大脑里那些烦人的斑块和缠结的出现，即使目前的药理学似乎也没有足够的办法可以解决问题，但是，让我们大脑的细胞变得更强健、更有活力的办法，我们还是有的。在疾病尚未夺取我们的记忆、我们的生活的时候，我们先阻止它。

这些办法虽然也可能改变不了疾病的走向，却可能让失智的困境来得更迟一些，让我们保持清醒认知状态的时间更长一些。

具体需要怎么做呢？让我们以最科学的理论为依据，发现那些容易让我们的大脑发生不可逆的老化以及病态的因素，处理它；发现那些能让我们的大脑更年轻更有活力的因素，实施它，强化它。

从现在开始一种全新的生活方式，强健我们的大脑，看看能否改变 25 年后的结局。

一生中的 危险因子与 保护因子

在一生中,有许多因素可以使我们更容易罹患痴呆症,但也有许多因素在对抗它。

从小到大的保护因素和危险因素

危险因子

生活嗜好(如抽烟)
血管疾病
忧郁
女性激素因素
牙周病

基因　社会经济　吸烟、酗酒、失眠　高血压
　　　地位低　　生活习惯　　　　糖尿病
　　　　　　　　　　　　　　　　动脉硬化

0　　　　20　　　　40　　　　60　　　80(岁)

更多教育　　　　　降压治疗　　　丰沛的社交网络
多动脑　　　　　　　　　　　　　心智活动
　　　　　　　　　　　　　　　　体能活动
　　　　　　　　　　　　　　　　多动脑

饮食:鱼、蔬果
适量饮酒
女性雌激素补充

保护因子

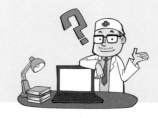

　　上图中这些因素既可能是我们与生俱来的基因，也可能是我们习以为常的生活方式；可能是我们在不同年龄阶段所患上的疾病，也可能是治疗疾病的药物；可能是我们吃错的东西，也可能是我们做错的事。

　　但是，这一生中，也有许多的因素在保护我们对抗失智的风险，我们所受的教育，我们对抗疾病所作出的努力，我们更加健康的饮食方式，以及更加丰富的晚年生活。

　　所有这些，也正是我们预防老来得各种痴呆所要付出的努力。

　　后文我们将会对这些保护和危险因子做具体的介绍。

　　后文所说的"痴呆"如果没有特殊说明，指的是多病因导致的老年期痴呆症，而非专指阿尔茨海默病（AD），因为一些预防失智的措施以及健脑的行为是共通的。

危险：这些人更容易老来痴呆

老来失智，每个人的风险是不一样的。
那么，哪些人属于更容易失智的人群呢？

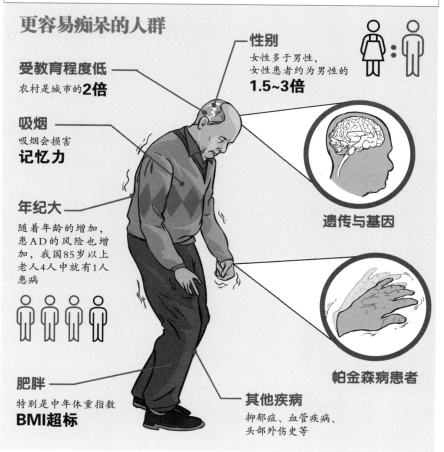

更容易痴呆的人群

性别
女性多于男性，
女性患者约为男性的
1.5~3倍

受教育程度低
农村是城市的**2倍**

吸烟
吸烟会损害
记忆力

年纪大
随着年龄的增加，
患AD的风险也增
加，我国85岁以上
老人4人中就有1人
患病

肥胖
特别是中年体重指数
BMI超标

其他疾病
抑郁症、血管疾病、
头部外伤史等

遗传与基因

帕金森病患者

受教育程度低

大脑犹如肌肉，用进废退。学习本身，特别是早期学习，可以促进脑细胞间联络的建立，"储备"更足，所以，即使发生退化和衰老，也能维持更长时间生活不失能的状态。受教育程度低的人群，在同样智力受损的程度下，更早出现失智失能。

年纪大

随着年龄的增加，患 AD 的风险也增加。

同样有数字为证：大于 65 岁的老人中，AD 的患病风险为 5%；每增加 5 岁，患病的风险也将翻倍。也就是说，如果活到 70 岁，患病的风险将达到 10%，而活到 85 岁以后，这种风险将达到 35%~40%。

女性

总体而言，女性和男性的 AD 患者数的比值为 60：40。

当然，这可能与女性通常更长寿有关，所以她们有更大的机会患病；另一个原因则认为，女性普遍更容易有情绪问题；另外，女性在绝经后，雌激素水平急剧下降，而这本来是大脑的保护因素。

外伤

有头部创伤史的人，特别是那些伴有失去知觉的头部创伤，和 AD 的出现关系更密切。这种情况，男性更多见。一个最典型的例子就是，拳击者年轻时反复头部创伤后，他们老了的确更容易患上 AD（特指拳击手痴呆）。

遗传与基因

就 AD 而言，大部分是散发的，但部分有家庭聚集的倾向。

目前,已经明确与 AD 相关的基因有 4 对,分别为 *APP*、*PS1*、*PS2*、*APOE4* 基因。

如果直系亲属中有 AD 患者,或者有好几代人患病,特别是年轻时就患病的,风险更高,推荐进行基因检测。遗传关基因检测在国内许多大医院已有开展

肥胖

特别是中年体重指数 BMI 超标。肥胖者本身可能就有高糖高盐的饮食习惯,罹患心脑血管疾病的风险高——这是血管性痴呆的直接危险因素;另外,肥胖者本身可能也是缺乏锻炼的代表。

抑郁症

抑郁症会增加痴呆的发生风险。抑郁症患者本身海马体积也会发生萎缩;另外,抑郁症患者社会活动少,对大脑的刺激相对不足。

吸烟

吸烟被列入美国精神病学会总结的"致阿尔茨海默症十大高危因素"之一。

一些影响血管健康的慢性疾病

如高血压、高血脂、高同型胱氨酸血症、糖尿病等。

防治这些病，**就是在防痴呆**

前文我们讲过，有一些疾病本身，就是引发或者促进痴呆发展的原因。

听起来可怕，但这也是预防痴呆最直接有效的途径——有效防治这些会引发或者促进痴呆发展的疾病。

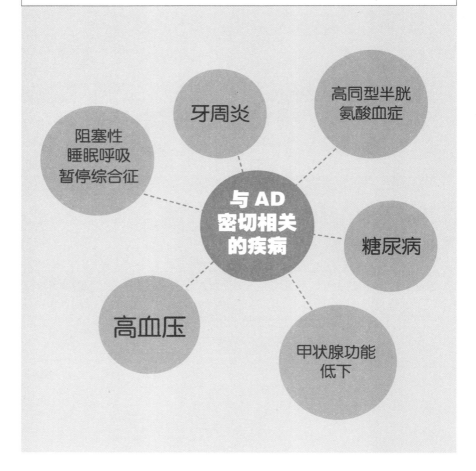

与 AD 密切相关的疾病

- 牙周炎
- 高同型半胱氨酸血症
- 阻塞性睡眠呼吸暂停综合征
- 糖尿病
- 高血压
- 甲状腺功能低下

高血压

高血压与痴呆的关系体现在两方面。一方面,高血压本身是脑血管疾病的高危因素,是导致脑出血的重要原因,而脑血管疾病本身就是发生血管性痴呆的主要原因。另一方面,有研究指出,高血压本身与阿尔茨海默病就有正相关的关系。

而降压治疗如果能规范进行,将直接减少脑血管疾病的发生,还能延缓痴呆的进展。

目标:血压控制到 120/80 毫米汞柱以下,痴呆概率减半。

对策:定期监测血压;已经确诊者规范服药;生活中注意低盐低糖饮食,吃动平衡。

阻塞性睡眠呼吸暂停综合征

70%~80% 的阿滋海默患者有呼吸暂停,主要是与睡眠时呼吸短暂暂停,造成脑缺氧有关;治好病,脑部血液供应会改善。

对策:肥胖、打鼾者应该及时就诊。

牙齿的疾病

不健康牙齿,特别是牙周炎,罹患痴呆的风险,竟然是一口好牙的两三倍!

对策:中老年人定期看牙,长期牙齿问题可能会改变饮食习惯,进而影响到营养状况。

高同型半胱氨酸血症

同型半胱氨酸,是蛋白质降解过程中产生的一种氨基酸。摄入过多红肉的人群,血中该物质偏高者更多。这个指标也会随着叶酸水平的缺乏而逐渐升高,同型半胱氨酸血高会促使自由基的产生并且刺激谷氨酸能的活性。

如果血中同型半胱氨酸的水平达到很高的水平时,可以抑制 DNA 的修复并且更容易受到淀粉样蛋白的毒性作用,而后者是造成 AD 的主要病理基础。

对策:高危人群体检时可以增加这个指标的检测;生活中控制吃肉,多吃绿叶蔬菜,水果和全麦谷物可能有助于降低同型半胱氨酸水平。

甲状腺功能低下

甲状腺功能低下本身可以造成记忆力减退和痴呆,还常伴有抑郁、注意力很难集中、畏寒、面部浮肿、声音嘶哑、关节肿胀和肌肉无力等。

对策:有相关表现应及时就诊检查。

糖尿病

糖尿病与痴呆密切相关。

糖尿病患者,都知道胰岛素这个东西,这是一种与糖的代谢密切相关的物质,一旦体内胰岛素产量不足(1 型糖尿病),或对胰岛素反应不够(2 型糖尿病),从血管到心脏都可能出现一系列问题。

因此,与高血压、高血脂类似,高血糖同样是脑血管疾病风险,糖尿病患者也因此增加罹患血管性痴呆的风险。

大脑里也有胰岛素,也会得糖尿病。

胰岛素由胰脏产生,这是共识,但是 20 世纪 80 年代,研究人员从大脑中也发现了胰岛素及其受体,而且越来越多的专家认同,阿尔茨海默病患者大脑里也存在胰岛素抵抗,导致大脑里的葡萄糖也无法正常代谢和利用。

而异常糖代谢的结果,一方面是微环境改变破坏神经细胞的正常生存;另一方面,则可能影响大脑中 β 淀粉蛋白以及纤维缠结的清除。这两者我们前面强调过，正是阿尔茨海默病的重要病因。

阿尔茨海默病也因此被称为 3 型糖尿病。一项 MRI 临床调查表明，糖尿病患者海马和杏仁区明显萎缩，萎缩的程度与代谢紊乱的病程时间一致。

甚至，科学家们曾在临床试验中发现，如果给人注射胰岛素，复述故事的能力立刻提高，执行其他一些记忆任务也会有更好的表现。而在动物实验中，那些能够熟练完成空间记忆任务的实验大鼠，脑中胰岛素水平比不能完成任务的大鼠要高。

这些有趣的发现，都在提醒我们，正常的糖代谢对我们的身体和大脑的正常运作同样重要。

对策：定期检测血糖。

已经确诊糖尿病的老年人，建议定期进行记忆体检。

PART 2 ▶ ......
会生活，不痴呆

远离痴呆的**好习惯**

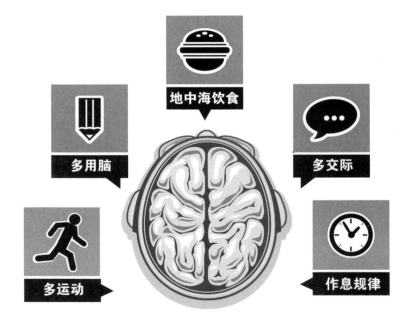

地中海饮食

多用脑

多交际

多运动

作息规律

科学用脑

人的大脑有高度可塑性，积极用脑的老人，传递信息的细胞突触不仅不会随着年龄增长而减少，反而可能有所增加。

建议活动: 学习一项技能，或者一门外语是最强烈的刺激。

良好的饮食习惯

MIND 饮食和地中海饮食(详见下节)。

坚持体育锻炼

体育锻炼可以有效防治各种脑血管及神经系统疾病,延缓大脑衰老,对早期的 AD 患者尤其有利。

有调查发现,同那些运动水平较低的老人相比,每天至少花 1 小时进行适度身体运动(体育锻炼或家务劳动)的老人患 AD 的风险要低 45％。

推荐的锻炼方法是:

(1)快步走。快步走可以运动腰下部的肌群,提高摄氧量,有助于刺激脑细胞,防止脑细胞退化。

(2)动手指。用手指旋转健身球或核桃,用双手伸展握拳,刺绣、织毛衣等都可以刺激大脑,防止脑的退化,增进脑的灵活性,延缓脑神经细胞老化。

多培养兴趣

老年人利用闲暇之余多读书、看报、下棋、弹琴等。可活跃脑细胞,防止大脑老化。

多交际,积极参加集体活动

打牌、下棋、搓麻将等老年人的消遣活动,锻炼了老人多方面的能力,对预防 AD 应该也有积极意义。反之,抑郁、独身居住、丧偶的老年人得老年性痴呆的机会大大增加。

打麻将可比看电视好太多

打麻将本身是一种智力游戏，过程既需要频繁的手部活动，也必须与他人频繁沟通，也不失为一种有效的防止大脑衰老的办法，相对而言，电视是一种被动接受，若无其他家人参与讨论，总是让老人独居看电视，于病情不利。

减少铝的摄入

虽然至今尚未有绝对的证据说明铝可以导致痴呆的发生，但铝在老年痴呆症患者的脑中含量远高于一般人，却是不争的事实。而铝一旦被摄入，首先沉积的部位就是大脑。

小 知 识

日常生活如何减少铝的摄入？

（1）少吃油炸及膨化食品。因为这类食品需要的膨化剂明矾，其化学成分就是十二水合硫酸铝。常见食品是油条、油饼、粉条、粉丝、凉皮、山楂糕、劣质果冻等。

（2）少用铝制炊具。即使要用，也要注意技巧。由于铝既溶于酸也溶于碱，因此避免使用铝制炊具盛放和烹制酸碱性相对较强的液体；也避免用钢丝球擦洗，因为铝质地比较软，钢丝球会擦出铝屑，可能被人体吸收。

（3）远离汽车尾气。汽车发动时释放大量金属氧化物微粒，可以通过呼吸进入血液，诱发痴呆。

健脑秘籍之：
吃得好，
脑不老

美国《饮食预防阿尔茨海默病指南》提出了降低 AD 风险的 7 条饮食原则。

降低AD风险的7条饮食原则

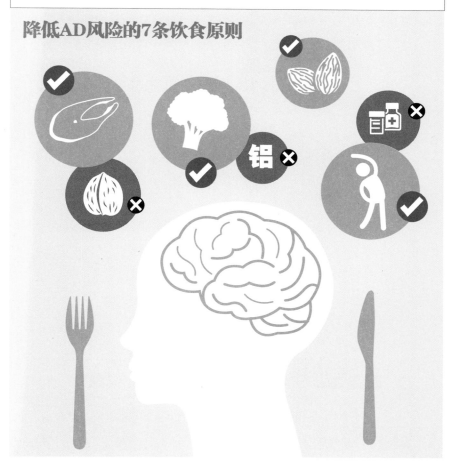

降低 AD 风险 7 原则

（1）减少饱和脂肪酸和反式脂肪酸摄入。

（2）蔬菜、豆类（黄豆、豌豆、扁豆）、水果和全麦应该作为主要食物。

（3）每天食用一盎司坚果或种仁（一小把）可提供充足的维生素 E。

（4）每天的食谱应包括一种富含维生素 B_{12} 的食物。

（5）选择不含铁元素和铜元素的复合维生素，只在医生指导时再补充铁元素。

（6）避免使用含铝的炊具、抗酸药、发酵粉或其他产品。

（7）每周有氧运动 3 次，每次运动量相当于 40 分钟快步行走。

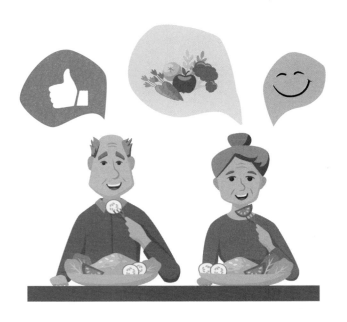

MIND 新兴饮食方案

在 2016 年全球阿尔茨海默病年会上，一项最新研究再次强调，饮食被确定为预防阿尔茨海默病发生的重要环节。

过去，预防老年痴呆，提倡的是抗高血压病饮食方案。研究人员现在认为，应在原来抗高血压病的饮食方式上，增加**"地中海饮食"**，才更有助于预防老年痴呆。这种饮食模式也被称为 **MIND 新型饮食方案（** Mediterranean-DASH intervention for neurodegenerative delay **）。**

"MIND"饮食法具体是指：一个人每天至少食用 3 份全谷物主食；1 份沙拉和除此之外的另一种蔬菜；1 杯红酒；以坚果为零食；每隔 1 天左右吃 1 次豆类；每周至少食用 2 次禽肉和浆果类水果；每周至少吃 1 次鱼；必须限制被划为不健康食物的摄入量；黄油（每天少于 1 汤匙）；奶酪和油炸食品或快餐（三者中任意 1 种每周最多食用 1 份）。

改善人认知的饮食——地中海饮食

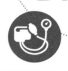

"以红酒、鱼和有限的红肉为特点的地中海饮食，可以帮我们减轻脑萎缩。"

——2017 年 1 月发表于 *Neurology*（《神经病学》，全球领先的临床神经病学杂志）

地中海饮食到底吃什么

① 烹饪时用植物油（含不饱和脂肪酸）代替动物油（含饱和脂肪酸）以及各种人造黄油，尤其提倡用**橄榄油**。

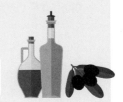

② 多吃**蔬菜、水果、坚果**。

③ 对食物的**加工尽量简单**，并选用当地、应季的新鲜蔬果作为食材，避免微量元素和抗氧化成分的损失。

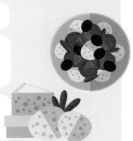

④ 适量吃一些**奶酪、酸奶类**的乳制品，最好选用低脂或者脱脂的。

⑤ 每周吃2次**鱼**，少吃红肉，而且尽量吃瘦肉。

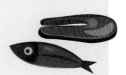

⑥ **少吃甜食**，控制含糖饮料。用新鲜水果代替甜品、甜食、蜂蜜、糕点类食品。

⑦ 适量饮用**红酒**。

⑧ 不限制总脂肪量的摄入，但严格控制饱和脂肪酸。

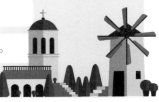

地中海饮食的江湖地位

在 20 世纪，大量研究数据显示，在以希腊、意大利、西班牙和法国南部为代表的地中海地带，人的平均寿命比较长，死于心脏病和某些癌症的概率也远低于欧美其他地区。而这被归功于他们的膳食结构。健康的地中海饮食的概念由此诞生。

据联合国的数据，这几个国家居民的期望寿命都比较高，西班牙 80.9 岁，法国 80.7 岁，意大利 80.5 岁，希腊 79.5 岁，我国是 73.0 岁。

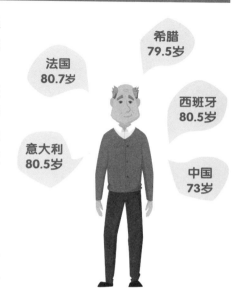

法国
80.7岁

希腊
79.5岁

西班牙
80.5岁

意大利
80.5岁

中国
73岁

2013 年，美国心脏病学会与心脏协会发布的《生活方式管理指南》，更是对地中海饮食模式推崇备至，认为其优于常规的低脂饮食模式，具有更好的心脏保护作用。

2013 年 12 月，联合国教科文组织审核正式宣布将"地中海饮食"列入西班牙、葡萄牙、希腊、摩洛哥、意大利、克罗地亚等国家共同拥有的非物质文化遗产，以肯定它对世界文明的巨大贡献。

东方民族的我们，也要跟着吃吗？

总的说来，地中海饮食与我国的《中国居民膳食指南》中的高纤、高维生素、低脂的饮食指导原则是一致的，是一种现代营养学所推荐的膳食模式。不过自然资源条件不同，中式饮食习惯的我们也要遵从这样的饮食习惯吗？

●要不要改吃橄榄油？

地中海居民平时吃油以橄榄油为主，希腊年人均消费橄榄油24千克、西班牙14千克、意大利12千克……

大多数中国人的厨房主要还是菜籽油、花生油、豆油等，也有少量的动物油。

橄榄油所含不饱和脂肪酸达到八成以上，远高于豆油和花生油，动物油(猪油、羊油、牛油等)中则一半以上是饱和脂肪酸。

建议：减少动物油的摄入，适当增加橄榄油的比例。即使难以消费进口的橄榄油，也应增加其他植物油的比例。

●要不要吃更多的蔬菜、水果？

地中海饮食中每天蔬菜200克，水果450克。

我国居民吃的蔬菜一般比他们多，但吃的水果比他们少很多。

蔬菜、水果是维生素、矿物质、膳食纤维和植物化学物质的重要来源，含的水分多、能量低，对保持身体健康，维护肠道正常功能，提高免疫力，降低癌症、肥胖、糖尿病、高血压等慢性疾病风险具有重要作用。

建议：一般家庭保持现在蔬菜的消费量，增加水果的消费。原则是顿顿有蔬菜、天天有水果。

●要不要增加海鱼的摄入？

地中海居民每日人均消费的海鱼40克，我国居民水产品的消费30克，肉禽类79克，肉以猪肉为主，含脂肪较多，能量高。

鱼类蛋白质属于优质蛋白，所含不饱和脂肪酸较多，对预防血脂异常和心脑血管病等有一定作用。

建议：适量增加海鱼，特别是深海鱼的消费。

沙丁鱼、鲣鱼、鲭鱼(小型青花鱼)、秋刀鱼等含Omega-3脂肪酸的比例高，是最佳来源。

另外，海产的藻类、海带、紫菜提供碘与维生素 B_{12}，都是维持脑与神经系统所需的营养素。

●要不要每天吃奶制品?

地中海饮食中,一日三餐都能见到奶制品的影子。而我们的饮食习惯中,奶和奶制品则明显要少。

奶制品营养丰富、全面,除了提供优质蛋白质,还含有丰富的钙。

建议:适量增加奶制品的消费。

●不仅仅吃什么,地中海饮食还强调吃的姿态

除食物之外,地中海饮食强调每天运动、与人共餐、营造愉悦的用餐气氛、感恩食物、分享好食物的精神,是对人的身心灵都有帮助的饮食形态。

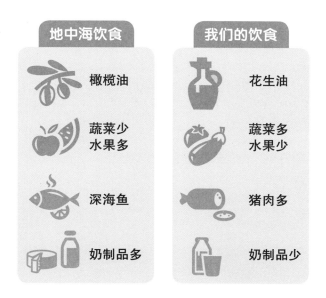

地中海饮食	我们的饮食
橄榄油	花生油
蔬菜少水果多	蔬菜多水果少
深海鱼	猪肉多
奶制品多	奶制品少

科学新闻中那些食物，**到底有多好**

如果留意科学新闻，就经常会有"吃 ×× 能延缓衰老""吃 ×× 能预防老年痴呆"的报道，那些经常上榜单的食物，到底有多好呢？

咖啡

咖啡中含有的强力抗氧化剂可以减轻炎症反应，研究显示后者和很多慢性疾病密切相关，包括阿尔茨海默病。

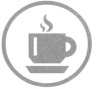

2012 年 2 月发表在 *Journal of Alzheimer's Disease*（《阿尔茨海默病期刊》）上的一项研究发现，超过 65 岁的人群，每日饮用 3 杯咖啡、且血液中具有较高咖啡因水平者，比那些具有较低的体内咖啡因浓度的实验对象，在阿尔茨海默病的发病时间上延缓 2 年。注意：我国老人多数并没有喝咖啡的习惯，不建议因此增加咖啡的饮用量。

巧克力

黑巧克力含有的白藜芦醇，可以降低与阿尔茨海默病相关的炎症反应。

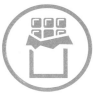

2015 年 9 月发表在 *Neurology*（《神经病学》）上的一项研究发现，经提纯后的这种物质可以帮助降低患轻至中度阿尔茨海默病患者体内的相关生物标志物。

花生

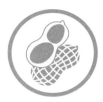

2009 年 2 月 一 项 发 表 在 *Neurochemistry International*（《国际神经化学》）上的研究发现,含有白藜芦醇的干果可以帮助降低大鼠脑内的 β－淀粉样蛋白斑块的形成。

葵花籽

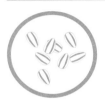

富含维生素 E 的食物,其中的抗氧化剂能够帮助中和体内的氧自由基,并对抗氧化应激反应,这些过程和阿尔茨海默病相关。

茶

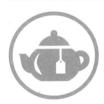

2015 年 5 月一项发表在 *Journal of Alzheimer's Disease*(《阿尔茨海默病期刊》)的研究发现,饮用绿茶并配合运动,可以改善具有脑部疾病的实验鼠的行为和认知。

柑橘类水果

2017 年 7 月,在《英国营养学杂志》上一项研究指出:每天摄入柑橘类水果的人比每周摄入不足 2 次的人在痴呆症发病率方面降低了 23%。这项结果追踪了 13000 多名中老年人长达数年。

健脑秘籍之：**睡得好**

好好睡，给大脑"排排毒"

"睡得好疾病少"，这不是一句无关痛痒的养生鸡汤，"睡眠排毒"也不是一句忽悠。

前文我们反复讲过，老年痴呆症虽病因尚未明了，但是大脑中一种叫作 β 淀粉样蛋白的物质的过量沉积，难辞其咎。

而良好的深度睡眠，可以帮助我们在夜晚清除这些"毒素"，防止它们累积并破坏大脑细胞。

什么样的睡眠才能更好"排毒"？

深度睡眠增强记忆

不同的睡眠形式，对大脑的影响并不一样。

美国睡眠神经学专家迈克尔·斯卡林曾做过一项研究，他和团队查阅了 50 年的睡眠研究资料，资料涉及参与者睡多久、打盹花多长时间、夜里醒几次和第二天他们感觉有多疲惫等。

结果发现，当人们进入慢波睡眠（非快动眼睡眠，也是恢复性睡眠）时，人的记忆会从暂时储存处海马体（大脑与记忆相关的结构），转移到大脑额叶皮层，并进行长期储存。也就是说，这种睡眠可以让大脑记起白天刚经历的一个个场景，重放和巩固，进而强化记忆。（这个环节正是 AD 老人的难题！）

反之，如果这种深度睡眠因为种种原因（包括疾病）中断（睡眠治

疗差),就会引起 β 淀粉样蛋白沉淀。

改善睡眠,就是在护脑

不过,睡眠差和毒蛋白累积,到底哪个是因哪个是果并无定论,但这也给我们提供了一个思路:如果我们通过其他方式,可以改善睡眠情况,那么这个毒蛋白累积——睡不好——毒素累积的循环就可以有所改变。优化睡眠,也可以看作是治疗老年痴呆症的一个方式。

而且,睡眠对大脑的意义也不仅仅在于增强记忆和排除毒素。睡眠好可总体上改善人的健康状态,包括心理更健康,而肥胖、高血压、高血脂、高血糖等慢性病也可能因此改善,而这些慢性病可都是老年痴呆的危险因素!

中午小睡,可减少痴呆

2015 年美国一项流行病学调查显示,中午有小睡习惯的人,可以减少痴呆的发生可能。因为上午工作强度大,中午小睡可以清除脑内的 β 淀粉蛋白,从而减少痴呆的发生。

健脑秘籍
之：**会玩
多动**

健脑保健品、健脑神仪器、健脑训练班……与神经功能退化作斗争,哪个最好?

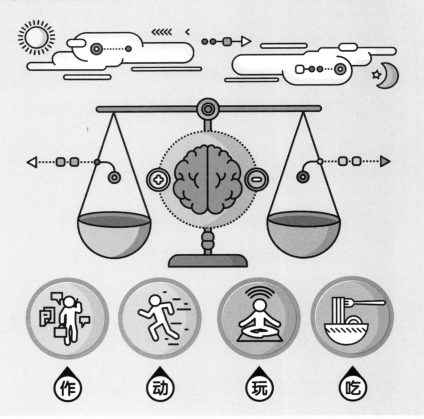

最佳的健脑方法

玩：老人也有可塑性

我们都认同幼儿的大脑有可塑性，但越来越多的研究证明，任何年龄段的人，大脑都有可塑性。如果大脑一再接受同一智力任务的刺激，控制这项任务的神经回路会自然加强。

这是美国一位神经内科专家在一项研究后提出的观点。这项研究的对象是从没接触过因特网的老人，对照组则长期接触因特网。起初，对照组在进行网络搜索时，大脑活动比研究对象明显活跃。在经过一周每天 1 小时的搜索训练实践后，研究对象的大脑都在测试中显示出更多的活动，特别体现在作决定和工作记忆所属的额叶前区。

让老人玩数独等数字游戏，也可使脑活动有所改变。少量的、与以往生活不同的练习，即使是对老人，也能改变大脑活动。

吃：团圆饭最好

大脑只占体重的 2％，但它运作所需热量却占人体总消耗量的 20％，是个不折不扣的大食客。所以，吃自然重要。

前文我们详细介绍了吃什么更好，但还有一个更重要的是怎么吃。

越来越多的研究更推崇的是，让老人吃团圆饭：不管是和父母一起吃饭的少年，还是能够和儿女共同进餐的老人，同样的食物对大脑的刺激，都会比一个人孤独进餐更加积极。而且，一起进餐，一般也会因为食物种类更加丰富而获得更全面的营养。

动：先想再动更好

人的大脑本身是个精密系统，每个部位各司其职。最好的锻炼其实就在生活中。

锻炼方式越多样，越能同时刺激大脑的不同部位。因此，"经过思考之后的锻炼"最好，也就是说，自己先思考如何玩，然后再去玩，效果最好。

以散步或者跑步为例，你先想一想，今天要去哪里，沿途会看到什么，诸如此类；并且经常变换路线，就会比条件反射般的机械运动更好。

运动是至今唯一被证实有效的健脑方法。因为运动可以增加大脑的血流量，给脑细胞提供更多氧气和葡萄糖。养分足够，大脑自然更健康。

而不同的运动方式，则会使大脑受刺激的区域更加全面。比如一开始是散步，然后渐渐加快行走速度。慢走时会刺激大脑的运动区；稍快走会动用到旁边的运动联合区；当时速达 9 千米时，前额叶皮质区也会一起运作。

工作：何妨人际关系复杂些

2016 年阿尔茨海默病大会上，一项来自威斯康星大学的研究报告认为，复杂工作可以帮助被试者更好地耐受 AD，并维持认知水平的正常。

复杂的工作包括：数据复杂性、人际复杂性和事务复杂性组成。而这个结果发现，人际关系的复杂性似乎对大脑的健康有更大的影响力。所以，工作中需要频繁指导他人的工作，如教师，医生和社会工作者，能更好耐受 AD。

研究还认为，如果你的工作并不具备这种特点，可以参加志愿者、社工等得到补偿。

健脑秘籍之：**别被骗**

案例：免费查脑电波，发现脑萎缩。

王老先生家的小区门口，有穿白大褂的人商家购置了一些仪器，现场为老人家测试，说是可以读到脑电波。结果王老先生一测，说是脑萎缩。常规套路就来了，要吃保健品，如鲨鱼油。

这种情况你可能也没少见，仪器可能有差异，保健品也名目不同。

但我们首先要知道，脑电波检查，记录的是脑组织电生理活动的一种方法，是的，临床上医生在诊断一些疾病，如癫痫，或研究睡眠中脑组织活动时，可能会用到这些。但脑电波诊断不了颅内病变，看不出脑萎缩，诊断痴呆更是无稽之谈。

退一步说，即使检查发现脑萎缩，也并不意味是老年痴呆的征兆。随着年龄的增长，部分脑细胞丢失或死亡，脑组织体积缩小、重量下降，影像学检查上表现为脑萎缩，许多人并不会有影响日常功能的任何症状，是"生理性脑萎缩"。

那么，那些常听到的保健品有没有预防痴呆的健脑作用呢？

抗氧化剂：维生素 E 和硒

作为一种抗氧化剂，维生素 E 和硒能保护脑细胞免受自由基的损害，对阿尔兹海默症起到延缓病情进展的作用。

因此，部分医生推荐，轻度到中度的阿尔兹海默症可以每天服用维生素 E 2000 毫克。但维生素 E 并不推荐用于其他原因的老年痴呆，也不推荐用于阿尔兹海默症的预防。

一项发表于 2017 年 3 月 20 日 *JAMA Neurology* 杂志上的美国研

究,对补充维生素 E 和硒预防阿尔茨海默病的众多老年男性进行了 11 年的随访发现,服用 5 年的抗氧化剂维生素 E 和硒补充剂并没有显示出任何预防痴呆的获益。(注:这与前文 AD 的药物治疗并不矛盾,研究只是认为相关物质无预防作用。)

DHA

　　DHA 俗称"脑黄金",属于 ω−3 不饱和脂肪酸之一。DHA 是脑内最丰富的多不饱和脂肪酸,在突触的形成和稳定过程中扮演着重要的基石作用,参与多种信号传递通路的调节过程。同时是大脑和视网膜的重要构成成分,在人体大脑皮层中含量高达 20%。

　　虽然有研究证实,血清中 DHA 水平与脑内淀粉样蛋白含量呈反比,也就是说血清中 DHA 越少,与老年痴呆相关的病理蛋白含量越高,但因此认为补充这类物质就能预防 AD 却并没有足够的证据。

　　目前,美国心脏协会和美国卒中协会推荐的是:每周吃富含 DHA 的海鲜类食物 2~3 次有助于保护血管,降低心血管风险事件。这一推荐意见常被商家用作推销健脑保健品的依据。

　　目前,同样被认为没有足够证据可以预防老年痴呆的保健品,常见的还有辅酶 Q、银杏叶制剂等。

小结

　　(1)我们应该花更多的心思在大脑出现老化之前。
　　(2)健脑无神话,所有的措施都是为了维持更好的整体身体状态。
　　(3)把最可能引发痴呆的疾病控制好是最直接最有效的干预。

附录 ▶
就医及支持

国内开展
记忆门诊的主要医院

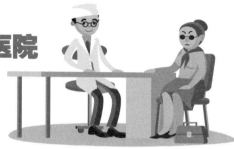

北京

首都医科大学附属北京天坛医院

首都医科大学宣武医院

北京大学人民医院

北京协和医院

中国人民解放军总医院（301 医院）

北京大学第三医院、北京中日友好医院

北京大学精神病研究所（北京大学第六医院）

北京中医药大学附属东直门医院

卫生部北京医院

首都医科大学附属北京友谊医院

铁道部北京铁路总医院

北京医科大学附属第一医院

中国人民解放军海军总医院

空军总医院

上海

上海交通大学医学院附属瑞金医院
上海市第一人民医院
上海第六人民医院
上海华山医院
上海交通大学医学院附属新华医院
上海市黄浦区中心医院
日月星养老连锁护理院
上海市第六人民医院金山分院
上海精神卫生中心
上海长征医院
上海长航医院
上海市嘉定区中心医院
上海市第十人民医院
复旦大学附属上海市第五人民医院
上海市徐汇区中心医院
上海建工医院
上海市普陀区中心医院
上海曲阳医院
上海东海老年护理医院
上海第二医科大学附属瑞金医院
上海第二医科大学附属仁济医院
上海中山医院

河北

邯郸市第一医院
河北医科大学第三医院
河北医科大附属唐山工人医院
承德医学院附属医院
秦皇岛市第一医院

广西

南宁市第一人民医院

广东

中山大学附属第一医院
中山大学附属第二医院
中山大学附属第三医院
广东省人民医院
佛山市第一人民医院
中山市人民医院

天津

天津医科大学总医院
天津脑系科中心医院神经外科研究所
天津市第一中心医院
天津市环湖医院

重庆

第三军医大学第一附属医院(西南医院)
重庆医科大学附属第一医院
第三军医大学第二附属医院
重庆新桥医院

辽宁

辽宁中医药大学附属医院
辽宁省金秋医院
沈阳市红十字会医院
大连医科大学附属第二医院
大连市第七人民医院

新疆

新疆医科大学临床医学院暨第一附属医院
新疆维吾尔自治区人民医院
新疆维吾尔自治区中医医院
承德医学院附属医院

山东

青岛市立医院
青岛市中心医疗集团
山东大学齐鲁医院
济南市第四人民医院
山东省千佛山医院
潍坊市中医院
泰安市中心医院
滨州医学院附属医院

湖南

中南大学湘雅医院
湖南省人民医院
长沙市第一医院
湘潭市中心医院

福建

福州市第二医院
福建医科大学附属第一医院
福建省立医院
厦门大学附属中山医院
厦门市第一医院

江苏

南京医科大学附属脑科医院
南京大学医学院附属鼓楼医院
南京市鼓楼医院
江苏省人民医院
徐州医学院附属医院
徐州市第二人民医院
无锡市第二人民医院
苏州大学附属第一医院
常州市第一人民医院

浙江

温州医科大学附属第一医院
温州市中医院
温州医学院附属第一医院
温州瑞安市人民医院
温州医学院附属第三医院
湖州市第三人民医院
台州市第一医院
绍兴市人民医院
宁波市第二人民医院
宁波市第一医院
宁波市李惠利医院
金华市第二医院

湖北

武汉大学中南医院
华中科技大学同济医学院附属协和医院

四川

四川大学华西医院
四川省医学科学院四川省人民医院
成都市中西医结合医院

云南

云南省中医医院
昆明市中医医院

安徽

安徽医科大学第一附属医院

江西

江西医学院第二附属医院

吉林

吉林大学第一医院

长春中医药大学附属医院(吉林省中医院)

河南

郑州大学第一附属医院

郑州大学第一附属医院

陕西

陕西省人民医院

西安交通大学第二附属医院

西安交通大学第一医院

甘肃

兰州市第一人民医院

青海大学附属医院

黑龙江

哈尔滨医科大学第一附属医院

山西

山西省人民医院

提高门诊就医效率的5个技巧

2. 如果属于疑难杂症，或者需要就诊号源特别紧张的专家，可选择特需门诊。虽然挂号费比较高，但更容易获得号源，也能获得相对较长的与医生沟通的时间。还可以申请会诊。

3. 带上可能需要的东西：身份证、医保卡、银行卡、现金、笔、原先的病历和检查单。如在该院是初诊，了解是否需要先开具诊疗卡。

1. 提前查询好医院地址，门诊楼的分布，药房、检验处、收费处的地点等。注意有些医院有不同院区的，不要白跑一趟。

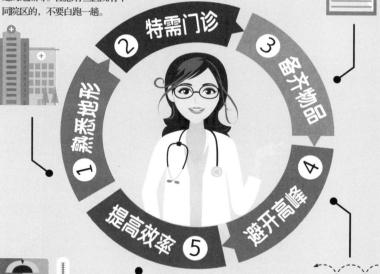

5. 如果需要进行多项检查，先去需要预约的项目（如B超、MR/CT），再去做不需预约的项目。

4. 尽量避开高峰。一般来说（非绝对）周一至周三上午，专家最全，但就诊人数也最多。上午看病的人多，下午少（当然，需要抽血检查的项目通常都要在上午）。

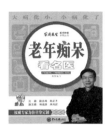

《老年痴呆看名医》

主编简介：

姚志彬，中山大学教授，博士研究生导师，广东省医学会会长。

陆正齐，中山大学附属第三医院神经内科主任，教授，博士研究生导师。

内容简介：

阿尔茨海默症是老年人痴呆的重要原因，它不是正常的老化，而是一种疾病！它不仅夺走患者的记忆，也可能让他们丧失思考、行为的能力，给家庭带来困境。本书将告诉您如何尽早发现老年痴呆的苗头，并积极处理；告诉您如何科学爱护大脑，让它更年轻。同时，也为有老年痴呆患者的家庭提供具体可行的日常照护指引。

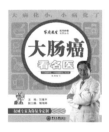

《大肠癌看名医》

主编简介：

汪建平，中山大学附属第六医院结直肠外科主任，中华医学会理事，广东省医学会副会长，广东省医师协会副会长。

内容简介：

大肠是健康的"晴雨表"，很容易随身体状况的变化而发生问题，而人们最易忽视细微的身体变化，如最常见的便秘和腹泻，这其中可能隐藏着重大疾病，比如逐年高发的大肠癌。本书最重要的目的，是要带给读者一个忠告：是时候关心一下您的肠道了。关注自己的肠道，会带来无比珍贵的健康。

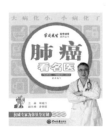

《肺癌看名医》

主编简介：

何建行，广州医科大学附属第一医院院长，胸外科教授，卫生部有突出贡献中青年专家，国务院政府特殊津贴专家，中央保健专家，中国十大口碑医生，广东省医学会胸外科学分会首届主任委员。

内容简介：

肺癌，一直高居我国癌症发病率的第一位。为什么会患上肺癌？早期怎么发现？该做哪些检查？如何选择治疗方案？……种种问题困扰着患者和家属。本书以通俗的语言、图文并茂的方式，全面介绍肺癌的病因、检查及治疗手段，为肺癌患者提供医、食、住、行全方位指引。

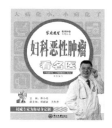

《妇科恶性肿瘤看名医》

主编简介：

李小毛，中山大学附属第三医院妇产科主任兼妇科主任，教授，博士研究生导师，妇产科学术带头人。

内容简介：

为什么会患上妇科恶性肿瘤？早期如何发现？做哪些检查能尽快、准确知晓病情？选哪种治疗方案？出院后，身体的不适如何改善？……本书以通俗的语言、图文结合的方式，介绍宫颈癌、子宫内膜癌、卵巢癌的病因、相关检查、治疗、高效就医途径等，为妇科恶性肿瘤患者提供医、食、住、行全方位指引。

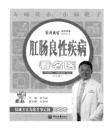

《肛肠良性疾病看名医》

主编简介：

任东林，主任医师，医学博士，外科学教授，博士研究生导师，中山大学附属第六医院运营总监，肛肠外科、中西医结合肛肠外科、盆地治疗专科主任，中国中西医结合学会大肠肛门病专业委员会主任委员，世界中医联合会肛肠专业委员会副主任委员。

内容简介：

我国肛门直肠良性疾病患者数以亿计。最常见的肛肠良性疾病包括痔、肛瘘、肛裂、肛周脓肿、肛周肿物、藏毛窦等等。肛肠为何会生病？如何防？如何治？本书以活泼的语言、生动的图示，为您介绍科学、准确的医学知识，力求切实为患者排忧解难。

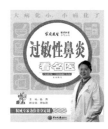

《过敏性鼻炎看名医》

主编简介：

赖荷，广州医科大学附属第二医院过敏反应科主任，主任医师，中华医学会变态反应学分会常务委员，中国医师协会变态反应医师分会常务委员，广东医学会变态反应学分会主任委员。

内容简介：

在 21 世纪，过敏成了一种"时代病"。其中，过敏性鼻炎在全球的发病率为 10%~25%，有逐年增加趋势。有人认为，过敏性鼻炎不治也没什么大不了。事实上，有 30%~40% 的过敏性鼻炎会继续发展成为支气管哮喘。本书旨在普及过敏性鼻炎的医学常识，图文并茂，语言力求通俗易懂，为过敏性鼻炎患者提供医治、养护贴心指引。

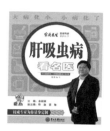

《肝吸虫病看名医》

主编简介：

余新炳，中山大学教授，博士研究生导师，国家医药监督管理局药物评审专家，广东省寄生虫学会理事长。

内容简介：

得了肝吸虫病该怎么办？需要做哪些检查？有没有遗传性？如何确定体内已无虫卵？怎样预防这种疾病？本书以简明、通俗的语言，向读者介绍肝吸虫病的致病原因、自检方法、治疗手段和预防措施等知识，同时，还提供一些高效就诊的小技巧，既突出阅读的趣味性，又兼顾知识的系统性和全面性，使读者可以轻松掌握肝吸虫病的基本知识。远离肝吸虫病，从这里开始吧！

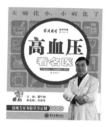

《高血压看名医》

主编简介：

董吁钢，中山大学附属第一医院心血管医学部主任，教授，博士研究生导师，广东省医学会心血管病分会高血压学组组长。

内容简介：

我国的血压控制率只有6.1%。高血压患者中约75%的人吃了降压药，血压还是没有达标。吃药为啥不管用？血压高点有啥可怕？为何要严格控制血压？顽固的高血压如何轻松降下来？防治高血压的并发症有何妙招？……以上种种疑问，在本书里都能找到您看得懂的答案。

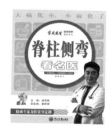

《脊柱侧弯看名医》

主编简介：

杨军林，中山大学附属第一医院脊柱侧弯中心主任，教授，广东省新苗脊柱侧弯预防中心主任，中华医学会骨科分会小儿骨科学组委员，中国康复医学会脊柱畸形委员会副主任委员。

内容简介：

什么是脊柱侧弯？如何自查脊柱侧弯？脊柱侧弯要怎么矫正？会不会耽误孩子的学习和发育？……本书以通俗的语言、图文并茂的方式，全面介绍了脊柱侧弯的成因、检查和诊治办法，为脊柱侧弯疾病患者提供了医、食、住、行全方位指引。

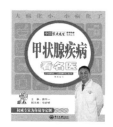

《甲状腺疾病看名医》

主编简介：

蒋宁一，中山大学孙逸仙纪念医院核医学科主任医师，教授，博士研究生导师，中华医学会核医学分会治疗学组组长。

内容简介：

当今生活压力大，节奏紧张，甲状腺疾病的发病率有上升趋势。常见的甲状腺疾病有哪些？甲状腺疾病该如何治？……本书以通俗易懂的语言、生动活泼的图片聚焦甲状腺疾病，向广大读者介绍甲状腺的生理功能及其常见病的防治知识。患者最关心、最常见、最具代表性的疑问都能从本书中得到解答。

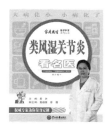

《类风湿关节炎看名医》

主编简介：

戴冽，中山大学孙逸仙纪念医院风湿免疫科主任，教授，博士研究生导师，广东省医学会风湿病学会副主任委员。

内容简介：

"活着的癌症，不死的僵尸"，是人们对风湿免疫性疾病的常见形容，类风湿性关节炎则是这类病的典型代表之一。好端端的，为什么就招惹了这个病？早期，如何发现该病的蛛丝马迹？就医时，怎么才能找对门路，少绕弯子？治疗时，怎样遵医嘱，科学用药？衣食住行中，如何全面呵护自己，改善病情……以上种种问题的答案，都以晓畅的语言、生动的配图，尽情呈现在本书中。

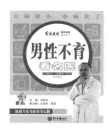

《男性不育看名医》

主编简介：

邓春华，中山大学附属第一医院泌尿外科教授，博士研究生导师，中华医学会男科学分会候任主任委员。

内容简介：

二孩政策全面放开，孕育话题再次被引爆。然而，大量不育男性却深陷痛苦之中。不育男性如何通过生活方式的调整走出困境？医生如何借助"药丸子""捉精子""动刀子"等手段，让患者"绝处逢生"？患者与男科医生之间如何高效沟通？……本书语言通俗易懂，不失为男性不育患者走出困境的一份贴心指引。

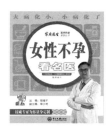

《女性不孕看名医》

主编简介：

张建平, 中山大学孙逸仙纪念医院妇产科教授,博士研究生导师,学术带头人,中华妇产科学会妊娠期高血压疾病学组副组长。

内容简介：

不孕不育,一种特殊的健康缺陷。不孕女性需要做哪些相关检查和治疗? 如何通过生活方式的调整走出困境? 女性不孕患者的诊治有怎样的流程? 试管婴儿能解决所有的问题吗? ……本书以通俗易懂的语言,全面介绍了女性不孕的病因、相关检查、治疗手段及高效就医途径,不失为女性不孕患者走出困境的一份贴心指引。

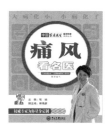

《痛风看名医》

主编简介：

张晓, 广东省人民医院风湿科行政主任,中国医师协会风湿免疫科医师分会副会长,广东省医师协会风湿免疫分会主任委员,广东省医学会风湿免疫分会副主任委员。

内容简介：

得了痛风,便再也摆脱不了随时发作的剧痛? 再也离不开药罐子的生活? 再也无缘天下美味,只能索然无味地过日子? ……专家将带给您关于痛风这个古老疾病的全新认识: 尿酸是可以降的,痛是不需要忍的,而美食同样是不可辜负的。本书以图文并茂的方式,给痛风及高尿酸血症患者提供了医、食、住、行的全方位指引。

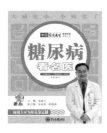

《糖尿病看名医》

主编简介：

翁建平, 中山大学附属第三医院教授,博士研究生导师,内分泌科首席专家,现任中华医学会糖尿病学分会主任委员。

内容简介：

怎样知道自己是否属于糖尿病高危人群? 患了糖尿病,如何通过饮食方式的调整、行为方式的改变以及药物治疗来稳定血糖? 如何有效地与医生沟通? ……本书以通俗易懂的语言、图文并茂的方式,全面介绍糖尿病的病因、相关检查、治疗手段及高效就医途径,给糖尿病患者提供了医、食、住、行的全方位指引。

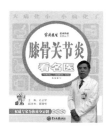

《膝骨关节炎看名医》

主编简介：

史占军，南方医科大学南方医院关节与骨病外科主任，教授，主任医师，博士研究生导师，广东省医学会关节外科学会主任委员。

内容简介：

中老年膝关节疼痛占了骨科门诊的二分之一，主要原因就是膝骨关节炎。生活中怎么才能养护膝骨关节，延缓其退化？跑步、爬山如何不伤膝？得了膝骨关节炎如何选择合适的运动方式？疼痛如何避免？……本书以通俗易懂的语言，图文并茂的方式，为膝骨关节炎患者提供了医、食、住、行的全方位指引。

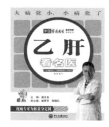

《乙肝看名医》

主编简介：

高志良，中山大学附属第三医院肝病医院副院长，感染性疾病科主任，教授，博士研究生导师，广东省医学会感染病学分会主任委员。

内容简介：

本书由著名肝病专家高志良教授主编，聚焦乙肝话题，进行深度剖析：和乙肝病毒感染者进餐会传染乙肝吗？肝功能正常需不需要治疗？乙肝患者终生不能停药吗？乙肝妈妈如何生下健康宝宝？患者与医生之间如何高效沟通？……想知道答案吗？请看本书！

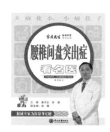

《腰椎间盘突出症看名医》

主编简介：

黄东生，中山大学孙逸仙纪念医院脊柱外科教授，主任医师，博士研究生导师，广东省医学会脊柱外科学分会前任主任委员，中国医师协会骨科医师分会脊柱畸形委员会委员，国际内固定学会 AO 脊柱培训中心主任。

内容简介：

腰痛缠身，是否意味着患上了腰椎间盘突出症？腰椎间盘突出症患者，如何治疗、保健、聪明就医？本书以通俗易懂的语言、图文并茂的方式，介绍腰椎间盘突出症的症状、病因、治疗、日常保健及高效就医知识，为腰椎间盘突出症患者提供了医、食、住、行的全方位指引。

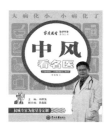

《中风看名医》

主编简介:

胡学强,中山大学附属第三医院神经病学科前主任,教授,博士研究生导师,广东省中西医结合学会脑心同治专业委员会主任委员。

内容简介:

中风又称脑卒中。中风先兆如何识别? 中风或疑似中风,要做哪些相关检查和治疗? 中风救治一刻千金,其诊治的标准流程是怎样的? 如何调整生活方式,防患于未然? ……本书以通俗易懂的语言,全面介绍了中风的病因、相关检查、治疗手段及高效就医途径,为中风患者提供了医、食、住、行全方位指引。

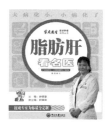

《脂肪肝看名医》

主编简介:

钟碧慧,中山大学附属第一医院感染科主任,教授,博士研究生导师,广东省医学会肝脏病学分会脂肪肝学组副组长。

内容简介:

随着饮食结构和生活习惯的改变,脂肪肝已成为我国第一大慢性肝病。怎样知道自己是否有脂肪肝? 脂肪肝有哪些危害? 患了脂肪肝,怎么办? 是否再也离不开药罐子的生活? 能彻底治愈吗? ……专家将为您揭开脂肪肝的来龙去脉,介绍脂肪肝的病因、相关检查和治疗手段。书中内容科学、语言通俗、图文并茂,让您在轻松阅读之余,掌握脂肪肝的防治之道。

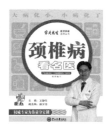

《颈椎病看名医》

主编简介:

王楚怀,中山大学附属第一医院康复科教授,博士研究生导师,中国康复医学会颈椎病专业委员会副主任委员。

内容简介:

颈椎病是日常生活中的常见病、多发病。其类型多样,表现百变。颈椎长骨刺＝颈椎病? 得了颈椎病,最终都会瘫? 反复落枕是何因? 颈椎病为何易复发? 颈椎病,如何选枕头? "米"字操真的有用吗? ……本书以通俗易懂的语言、图文并茂的形式,深入浅出地介绍了颈椎病的来龙去脉,让读者在轻松阅读之余,学会颈椎病的防治之法。